"丁丁"的烦恼

你一定要懂点儿的男科知识

主编 周 青

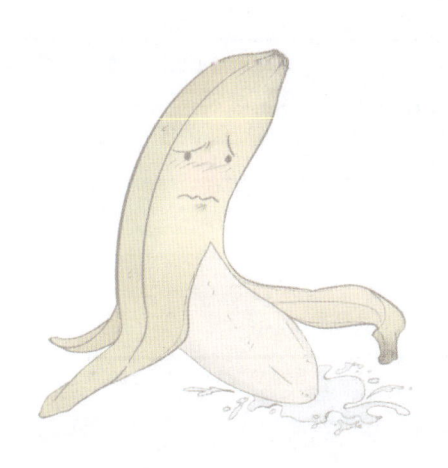

科学普及出版社
·北京·

图书在版编目（CIP）数据

"丁丁"的烦恼：你一定要懂点儿的男科知识 / 周青主编 . — 北京 : 科学普及出版社 , 2025.1
ISBN 978-7-110-10681-5

Ⅰ.①丁… Ⅱ.①周… Ⅲ.①男科学—基本知识 Ⅳ.① R697

中国国家版本馆 CIP 数据核字 (2024) 第 039811 号

策划编辑	韩　翔　于　雷
责任编辑	于　雷
文字编辑	卢兴苗
装帧设计	佳木水轩
责任印制	徐　飞

出　　版	科学普及出版社
发　　行	中国科学技术出版社有限公司
地　　址	北京市海淀区中关村南大街 16 号
邮　　编	100081
发行电话	010-62173865
传　　真	010-62179148
网　　址	http://www.cspbooks.com.cn

开　　本	880mm×1230mm　1/32
字　　数	71 千字
印　　张	5.25
版　　次	2025 年 1 月第 1 版
印　　次	2025 年 1 月第 1 次印刷
印　　刷	北京顶佳世纪印刷有限公司
书　　号	ISBN 978-7-110-10681-5/R・920
定　　价	68.00 元

（凡购买本社图书，如有缺页、倒页、脱页者，本社销售中心负责调换）

编著者名单

主　编　周　青
副主编　龙　衍　林群芳　熊　伟　罗新筠
编　者　（以姓氏笔画为序）
　　　　王　彪　王钦正　任　杰　刘慧英
　　　　杨　扬　邱俊峰　闵　杰　张　烈
　　　　陈铮甲　易　港　贺勇凯　黄甜甜
　　　　龚亦明　符方智　舒　译　谢雨宏

内容提要

第一次的生理冲动后，男孩子就会意识到"丁丁"对生活的意义。从小男孩到少年"维特"，再到翩翩男士、鬓已星星的长者，"他们"对自身健康的种种状况一直伴随着疑惑、自卑及烦恼。老少爷们不得不面对那些"难以启齿"的问题，甚至会有求助路边小广告的冲动。各种紧迫问题，一个个浮现在"男朋友们"的眼前。

本书集轻松幽默、科学严谨于一体，既可作为男科健康指南，又可作为男性健康小百科。让男孩子学会自我保护，消除人们对男科疾病的误解与偏见，让更多人关爱男性健康，由内而外、自上而下提升身体素质，回归幸福生活。

序

这是一本好书，不只是给广大男性同胞看的好书。

周青教授近日将新作书稿提前送我审阅，读后觉得趣味性十足。科普书的科学性、趣味性往往难以兼顾，而本书却让人感觉又新颖又有趣，实在难能可贵。

一是紧跟潮流，创作了一台精彩的纸上"现代文明戏"。科普要与时俱讲，不断创新。从某种程度上来说，科学普及是以时代为背景、以社会为舞台、以人为主角、以科技为内容，面向广大公众的一台"现代文明戏"。本书紧盯当前男科前沿和热点，章节布局有新意，图文新颖，让人耳目一新。

二是诙谐有趣，不再"医本正经"。如果科学性是优秀科普作品的深度，那么趣味性决定了它的广度。周青做得很棒，书中没有"医本正经"的架子，抛开了传统的男性生理、病理、诊断、治疗等框架,迅速抓住读者的注意力,标题新颖,语言诙谐,符合年轻人的口味。

总之,我认为这是一部融合科学性和趣味性的优秀医学科普作品,相信会受到读者青睐,也希望周青教授和她的团队能以此为蓝本,创作出更多令人喜闻乐见的科普作品。

全国政协委员 何清湖
湖南医药学院校长

前　言

"丁丁"可不是一根香蕉，而是代表了男性器官，也代表了男同胞最关心的男科健康。

现代生活方式悄然改变，慢性疾病、亚健康屡见不鲜，男科疾病也是如此。各种不良内容充斥网络媒体，尤其是个别短视频内容，误导青少年产生频繁的性冲动。压抑和不当释放，容易诱发各种男科疾病。

"打工人"的不当饮食习惯——抽烟酗酒，三顿不安，嗜食辛辣、油腻、甜食，也是男科疾病的重要诱因。

此外，工作方式改变也会诱发男科疾病。终日久坐、缺乏锻炼，熬夜加班、"996"，都可能加重男科疾病的症状。

广大"男朋友"，要破除迷雾，粉碎谣言，懂点儿男科知识，才能一身轻松。

了解自己的身心状态，才能修炼成精干的家国栋梁，修炼成为好青年、好丈夫、好父亲。

本书通过"丁丁"的各种冒险展开。为了丰富"丁丁"的冒险旅程，我们做了严谨、专业的调查，搜集了门诊中男性患者普遍关心、咨询的问题，找出"痛点"，结合相关资料，在书中给出适宜解答。

感谢为本书提出重要指导意见的前辈，也感谢为本书做出贡献的同仁，愿我们所做的工作能为男科事业的发展略尽绵薄之力。

编　者

目 录

"丁丁"历险记

- 如何科学测量丁丁长度 / 002
- 没有尺子，如何寻找日常参照物 / 003
- 人均 18 厘米？别被骗了 / 004
- 为什么有些丁丁是弯的 / 007
- 为什么"硬汉"也会断 / 008
- 丁丁真会"缩小"吗 / 009
- 丁丁长期不用会变小吗 / 012
- 成年后丁丁还能长吗 / 013
- 丁丁为什么凉凉的 / 013
- 尿得远等于能力强吗 / 014
- 人为什么会做春梦 / 015
- "长大"的烦恼 / 016
- 长度真的重要吗 / 019
- 没有"神药"，也没有"药神" / 022
- "延长增粗增大"的手术可信吗 / 027
- 丁丁也在和我们一起慢慢变老 / 032

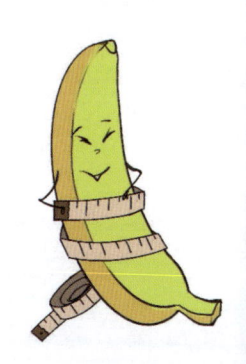

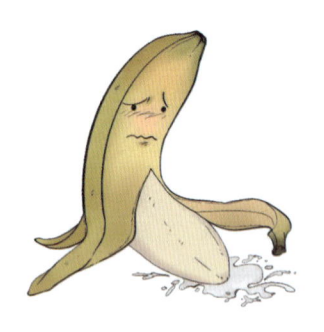

丁丁的困惑

- 丁丁表面很敏感怎么办 / 038
- 早泄：谁是"快枪手" / 038
- 1分钟到底算不算"快枪手" / 041
- "早泄"问题的由来 / 042
- 奖励自己的时间短，也算早泄吗 / 047
- 只有几十秒怎么办 / 050
- 持之以恒，不如点到为止 / 051
- "最佳时长"，你合格吗 / 054
- 多长时间最让伴侣满意 / 054
- 大小与技巧哪个最重要 / 055
- 男性真能"一夜七次"吗 / 055
- 真的存在"贤者时间"吗 / 056
- "贤者时间"爱爱，会给身体造成损害 / 057
- 第二次性行为，要间隔多久 / 057
- 给她更长久的"性福" / 058
- "快枪手"如何选择避孕器具 / 061
- "一滴精，十滴血"，是这样吗 / 063

丁丁的崛起

- 小小邮票，竟能测出丁丁的硬度 / 068
- 丁丁的硬度怎么分级 / 069
- 阳痿很普遍，早治没烦恼 / 070
- 阳痿居然还有别的影响 / 070
- 肾虚了没 / 071
- 立不起来，一定是肾虚吗 / 072
- 没有晨勃，是不是肾虚了 / 073
- 晨勃很硬，同房不硬是怎么回事 / 073
- 晨勃变少会怎样 / 074
- 年轻人阳痿，心理压力大怎么办 / 076
- 做包皮手术会导致阳痿吗 / 076
- 阳痿能自行恢复吗 / 077
- 功能性阳痿和器质性阳痿的治疗 / 077
- 治疗阳痿，吃药好还是物理治疗好 / 078
- 阳痿的最佳治疗方法是什么 / 078
- 遗精会导致丁丁立不起来吗 / 079
- "不行"的人，常常陷入几种误区 / 080
- 吸烟或是"不行"的诱因 / 083
- 都是糖尿病惹的祸 / 086
- 焦虑、抑郁与性功能障碍 / 090
- 插入障碍：容易被忽视的性功能疾病 / 092

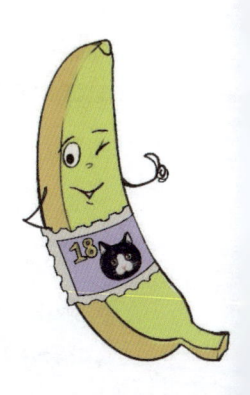

丁丁的成长

- 喝可乐会让精子质量下降吗 / 098
- 想壮阳需要补肾吗 / 099
- 韭菜真的可以壮阳吗 / 100
- 吃生蚝可以壮阳吗 / 100
- 吃"腰子"能补肾吗 / 101
- 便宜好用的男科常用药物 / 102
- 各种小药丸,你知道怎么吃吗 / 103
- "万艾可"还能治疗早泄 / 104
- 服用"万艾可"后还是硬不起来怎么办 / 105
- "万艾可"有没有依赖性 / 105
- 哪些人不适合吃"万艾可" / 105
- "万艾可"一片只需要2元钱,是真的吗 / 106
- 服用"万艾可"后可以喝酒吗 / 106
- "万艾可"可以增强性欲吗 / 106
- "万艾可"会影响备育吗 / 106
- 被误解的"万艾可" / 107
- 你知道"万艾可"怎么用吗 / 112
- "万艾可"的前世今生 / 114
- 达泊西汀有依赖性吗 / 122
- 达泊西汀不管用怎么办 / 122
- 达泊西汀是否有副作用 / 123
- 吃了达泊西汀后没有同房怎么办 / 124

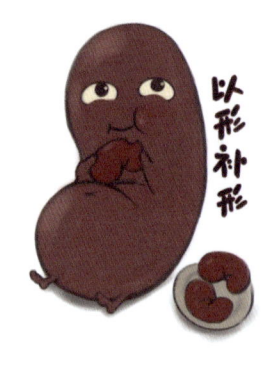

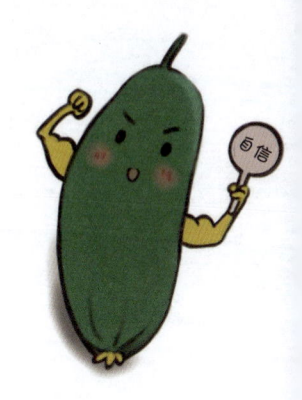

丁丁的自律

- 频繁自慰会影响性生活吗 / 126
- 频繁自慰会导致阳痿吗 / 126
- 自慰会导致早泄吗 / 127
- 每天自慰，精子质量会不会降低 / 131
- 戒不了自慰怎么办 / 131
- 延时攻略 / 132
- 没有女朋友可以适当用手吗 / 136
- 这样安慰自己最不伤身 / 137
- 单身者，适当用手 / 140
- 男性也会感染 HPV 吗 / 142
- 为什么不鼓励你看"小电影" / 146
- 适可而止 / 151

"丁丁"历险记

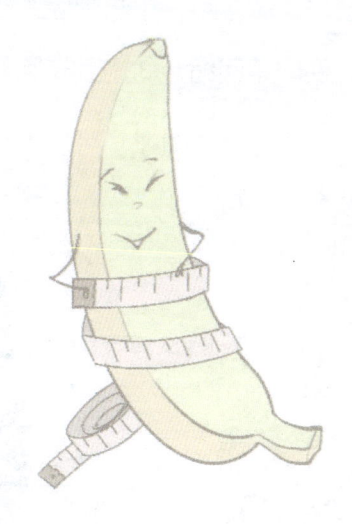

如何科学测量丁丁长度

测量丁丁（阴茎）长度时，可以准备一把国际标准厘米直尺，但注意不要用钢卷尺，不然一个不小心你的丁丁就有可能血流成河；或者也可以偷偷拿奶奶的裁缝软尺，实在没有的话也可以先找一段绳子，然后用直尺测量绳子的长度。测量丁丁长度的最佳方法：①找一个隐蔽但光线充足的地方，准备好一把尺子。②站直，正常呼吸不憋气，更不要收腹提臀，使阴茎回缩。③用手将阴茎提起与身体

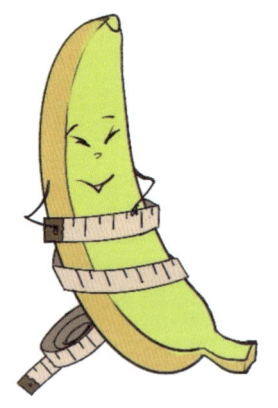

测量丁丁

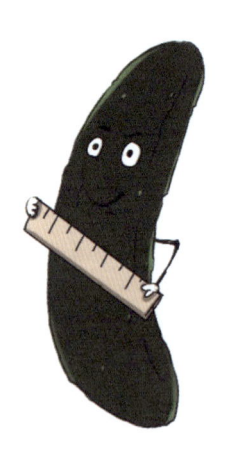

成 90°，牵拉阴茎，使其长度相当于阴茎充分勃起的长度，不可暴力牵拉。④测量从耻骨联合（即阴茎根部的一处骨头）至阴茎顶端的距离，即为牵拉长度。

注意：较胖的大小朋友测量时需推压根部的脂肪，从耻骨联合的位置开始测，千万不要被表面的肉肉所迷惑。有男性朋友又说，我没有尺子测量，怎么办？别急，下一条内容为您揭晓！

没有尺子，如何寻找日常参照物

上面我们说到用尺子来测量丁丁长度，但是有些男性朋友说没有尺子，那周医生教你个测量小技巧。大家可以拿起手机、桌子上的纸巾、A4 纸或笔记本等，这些都能作为测量工具。其中，手机以 iPhone 12 的长度为例，为 14.67 厘米；一张 A4 纸的长度为 29.7 厘米。以上都是在日常生活中随处可得的物品，非常便于男性朋友们当作参照物去测量自己丁丁的长度。

人均 18 厘米？别被骗了

正常阴茎长度

"医生，我家孩子的丁丁是不是有点短啊？"

"没事的，这是阴茎显露不良，不用太担心，先观察看看。"

这是在男科门诊上经常发生的对话，足见家长对小朋友的性征发育越来越重视。那么阴茎多长才是正常呢？

据统计，我国成年男性的阴茎静态长度平均为 7.4 厘米，勃起长度平均为 12.4 厘米。

一般认为成人阴茎有效勃起＜10 厘米即为阴茎短小。

儿童的标准则是拉长的阴茎长度＜同年龄段平均值加上 2.5 个标准差，可诊断为阴茎短小。

表 1 是一份根据年龄划分统计的阴茎长度调查，中间的数值为正常的阴茎长度范围，若是测量的数值小于右边的数值则要考虑阴茎短小。当然，这只代表了大部分人的阴茎长度情况，小朋友尚在

发育阶段，发育有先有后，在正常范围内即可。成年人的阴茎发育已基本成形，即使长度偏短，只要不影响生活，也不用过于担心，不要单以长短论英雄。

表1 不同年龄组正常男性阴茎牵拉长度参考值（厘米）

年　龄	平均值 ± 标准差	低于2.5个标准差界值
≤30周龄	2.5±0.4	1.5
>30周龄	3.0±0.4	2.0
约5月龄	3.9±0.8	1.9
约12月龄	4.3±0.8	2.3
约2岁	4.7±0.8	2.6
约3岁	5.1±0.9	2.9
约4岁	5.5±0.9	3.3
约5岁	5.7±0.9	3.5
约6岁	6.0±0.9	3.8
约7岁	6.1±0.9	3.9
约8岁	6.2±1.0	3.7
约9岁	6.3±1.0	3.8
约10岁	6.3±1.0	3.8

（续表）

年　龄	平均值±标准差	低于2.5个标准差界值
约11岁	6.4±1.0	3.7
成人	13.3±1.6	9.3

阴茎显露不良的原因

现在的小朋友大多营养充足，腹部也堆起了厚厚的小肉肉，导致阴茎根部被脂肪层所掩盖，显得"短小"，属于阴茎显露不良。随着年龄的增长以及腹部脂肪的减少，阴茎外形可以逐渐恢复正常。平时要注意加强锻炼，少吃油炸等高热量的食物。

> **周青教授香蕉课堂**
>
> 隐匿性阴茎不等同于阴茎显露不良。隐匿性阴茎是指阴茎体不能正常显露的一组症候群，拨开阴茎根部的脂肪组织后测量，阴茎长度还是远低于正常水平。隐匿性阴茎是

小儿男科的常见疾病，在我国儿童中的发病率约为 0.67%，仅次于包茎和包皮过长。遇到这种情况还是要尽早到正规医院就诊。

为什么有些丁丁是弯的

丁丁弯曲并不是因为地心引力，也不是因为地转偏向，更不是因为前头太重而不得不低下高贵的头颅。实际上，大多数成年男性的丁丁在充分伸展的状态下，都会存在不同程度、不同方向的跑偏，完全笔直的只占少数。因此，对绝大部分男性来说，稍有弯曲的丁丁再正常不过，且并不影响使用。不要因为普遍存在的个体差异而大惊小怪，这点曲折并不会影响你和对象通往幸福的道路。

为什么"硬汉"也会断

如果你们在进行猛烈且不恰当的运动时,忽然听见"啪"的声响,接着,男方的丁丁迅速萎软、肿胀、颜色青紫,随后偏向一侧,类似一个茄子,然后露出痛苦面孔,这大概就是丁丁折断了。是的,阴茎折断现象是存在的,这种现象其实是阴茎白膜破裂,大多是因为勃起时受到外界暴力所致。尽管这种现象比较少见,可一旦发生,场面十分揪心。因此,各位女性朋友在实际操作中,请温柔对待对方和他的丁丁,力道不要太过猛烈,姿势不要太过扭曲。

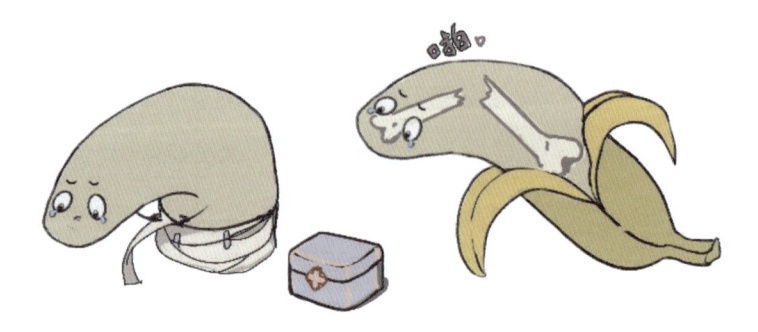

丁丁真会"缩小"吗

门诊常会碰到各个年龄段的男性患者询问丁丁是不是真的会变小？下面就给大家说说丁丁"变小"的原因，主要可以分为内因和外因。

1. 外因

(1) 肉太多，出不来：肥胖男性，特别是腹型肥胖者，过多的脂肪会将丁丁埋藏起来，从而使丁丁外观显露不良，出现所谓的"变小"。常见有儿童的隐匿性阴茎，表现为阴茎包埋在皮下脂肪，甚至外露只有一层包皮，呈尖尖的鸟嘴状；成年男性，阴茎已基本停止发育，若过于肥胖，亦会使阴茎体被隐藏在脂肪之内，甚至出现隐匿性阴茎，导致外观上阴茎变小了，或者被大肚腩遮挡，自己都看不见。如此，不仅影响外观，也影响"性福"。有数据显示，身上瘦3.5公斤，丁丁就能突出1.3厘米。

(2) 丁丁也会"热胀冷缩"：天气渐冷，不少男性朋友发现自己的丁丁似乎也"缩水"变小了。这

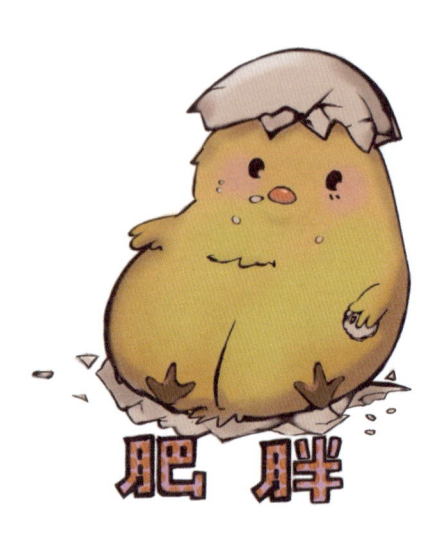

是由于男性的阴囊具有易收缩与伸展的特点，以适应温度变化。冬季天气冷，阴囊壁就会收缩上提，同时提睾肌收缩，把睾丸向上拉，从而使人产生阴囊睾丸及丁丁缩小的错觉，实际上这是阴囊的一种自我保护机制。因此，低温环境中，丁丁看起来小一些，是很正常的，不必过于紧张。

2. 内因

(1) 雄激素水平下降：阴茎的形态及功能与其他性器官一样，受雄激素的调控。因此，激素受体及其信号传导系统的异常，均可影响阴茎发育。常见有先天性小阴茎以及随着年龄的增长雄激素分泌的数量减少，睾丸组织发育不良甚至萎缩，阴茎也随之萎缩而出现变小的现象，伴随而来还有性欲减退或阴茎勃起功能障碍。若老年人出现阴茎变小属于正常生理现象，对身体健康不会产生影响。有数据显示，欧美男性 30 多岁勃起后的丁丁长度是 15 厘米，到 60 多岁勃起后可能只有 12 厘米左右。

(2) 心理因素：部分男性由于心理因素，会产生稀奇古怪的躯体妄想或错觉，表现为对躯体某一特定部位的特殊关注，如阴茎长度的改变。

(3) 其他因素：如手淫、房劳过多、吸烟等问题，均可导致血供相对下降，阴茎敏感度降低，导致阴茎勃起不充分，而出现看起来变"小"的现象。研究显示长期吸烟者，因烟草中的尼古丁促使阴茎海绵体平滑肌收缩，从而加速丁丁的萎缩。

周青教授香蕉课堂

随着年龄增长,男性的阴茎长度以及粗细会发生相应变化,可能会缩短或变小,自然规律的衰老大可不必放在心上。如果是先天生理异常导致的短小或隐匿性阴茎,可通过手术治疗纠正。如果是不良生活习惯导致身体功能失调,可通过药物治疗和培养健康生活习惯恢复。

丁丁长期不用会变小吗

成年后丁丁不会进行二次生长,同样,也不会变小。"丁丁长期不用会变小"这个理论不管从哪个方面讲,都站不住脚。如果不用就会变小,那一直用的那些人,也没见他的丁丁变大。但在功能方面,可能会因长期不用或用得太频繁而出现阳痿、早泄等问题。健康成年男性如果没有性伴侣,可考虑每 1～2 周自行射精 1 次，对预防前列腺炎有好处。

成年后丁丁还能长吗

在男性成年后丁丁基本就已经停止发育，不会再继续长了。但是你可以选择锻炼身体，提高"硬实力"，学习性技巧，增强"软实力"。不以长短论英雄，但以技艺得芳心。丁丁的发育和身高一样，成年后基本上就停止了，很难有二次发育的可能。但是咱们肚子大的同志减减肥，腹部脂肪减少了，把埋藏在腹部的部分显露出来，仿佛二次发育一样。

丁丁为什么凉凉的

因为精子怕热，温度过高会影响精子活性。为了精子的健康，蛋蛋（睾丸）必须处在 34～35℃ 的环境中。因此，作为"蛋壳"的阴囊皮肤承担着调节睾丸温度的重任。这也就是蛋蛋经常摸着凉凉的原因。

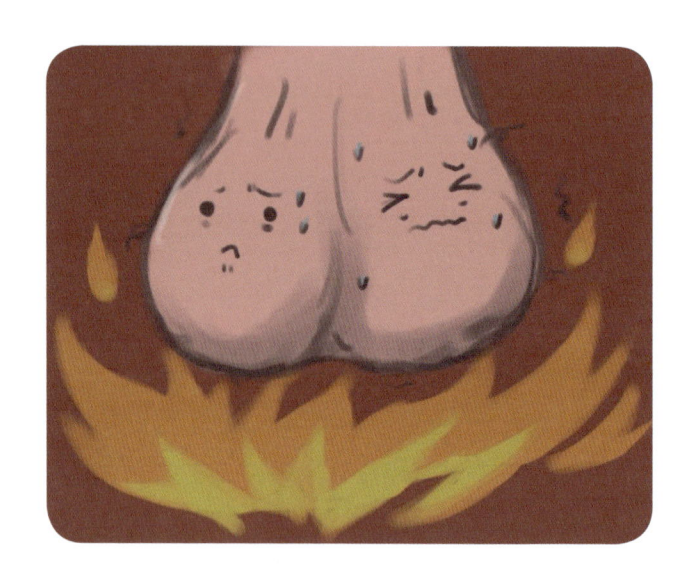

尿得远等于能力强吗

当年顶风尿十丈，如今顺风竟湿鞋。很多人认为小便尿得远就代表着那方面的能力比较强，这个说法有依据吗？

这其实是不对的。小便力度和前列腺功能有关，前列腺疾病患者的小便力度可能就会差一点。

虽然前列腺疾病会影响性功能，但是前列腺疾病和性能力并不是完全划等号的。另外，小便力度和膀胱逼尿肌的收缩能力、尿道通畅度有关，这两点也和性能力完全不沾边。

人为什么会做春梦

问：日有所思，夜有所梦。经常做春梦，是不是太好色了？

答：不是的。春梦的发生和性冲动有关，白天自己潜意识中的想法被理智所控制，到了晚上，大脑懈怠，就在梦里发生了自己白天不敢想不敢做的事情。

问：想减少春梦，怎么做呢？

答：合理频率的性生活，不穿过紧的内裤，积极治疗泌尿生殖系统的炎症，避免过度劳累。

饱暖思欲是正常现象，但建议还是不要太过频繁，毕竟每天早上起来洗内裤也很麻烦。

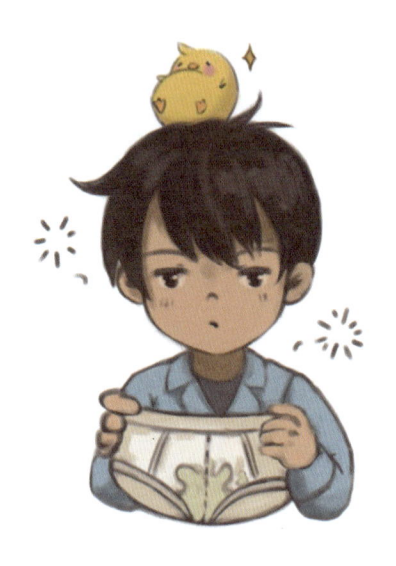

"长大"的烦恼

最近赵二同学有点烦,正如一首歌中唱的"男人好难,做人好难,白天男子汉晚上汉子难"。

这话还得从那天在某公园的公共厕所说起。那天赵二像往常一样在公园散步,本来他的前列腺就老爱调皮捣蛋想发炎,这会儿尿急就走到了公园的厕所,一边"开闸泄流",一边那个小眼神到处提溜转,然后就看到了墙上的小广告。这不看不要紧,看了可就要了命了。赵二不由想起了前夜的那次不愉快。

"老婆,今天晚上是不是可以一起来为爱'鼓掌'了呀?"赵二一脸期待地看着他老婆。

"你真讨厌!"

说罢,赵二体内的激素已经按捺不住,要开始他的战斗之旅。通过周青教授工作室的长期科普学习,赵二身体力行,天天吃补药,手淫次数也没以往那么频繁,天天锻炼身体,习得了很多男性保健知识,此刻正是进行实践之际。

赵二挺身而入,通过了前面3分钟的考验,心中飘过所学,变换着战术,正通往最后的胜利。

但此时的局面并不是女方所满意的。她并没有得到充分的满足,且认为两个人之间的"尺寸"不合适。

有一句话叫作"我知你长短,你却不知我深浅",说的就是赵二夫妇。两人并没有达到共同的欢乐,赵二彻夜未眠。

赵二拿出了在厕所拍的小广告,越看越心动,拿出手机立马拨通了上面的号码。

"喂，您好。请问你那边是有可以变大变强的药是吗？"

"对，是的，998立马拿1套回家，今天晚上就能让你长大。"

赵二一想998买不了吃亏也买不了上当，立马就下单了，啥也没问。第二天货到了，赵二一看是一个连外包装也没有的涂抹药膏。不过此时赵二顾不上这些，没有说明书，无师自通就用了起来。

过了几分钟，赵二感觉丁丁火辣辣的，并持续加重，无法缓解。最后实在受不住了，急忙往医院跑。在某三甲医院男性病专科医师的处理下，赵二病情得到了缓解。

周青教授香蕉课堂

市面上增大、增粗及延时的小广告不可信，医学上暂时没有可以让阴茎增大增粗的药物。阴茎包括一个尿道海绵体和两个阴茎海绵体，阴茎的长度与海绵体、白膜有关。随着成年以后发育停止，海绵体和白膜不再生长，阴茎长度也就固定了。市面上的阴茎增大药不仅不能达到想要的效果，而且由于其成分和作用机制尚不明确，副作用的危害性大，故不建议大家使用。长短不是最重要的，技术和丁丁勃起后的硬度才是最重要的。所以有任何男性方面的问题及疑问请及时咨询正规医院男性病专科医生，切勿相信某些小广告。

长度真的重要吗

近日，全球首例接受完整的包含阴茎阴囊移植手术的患者术后性功能恢复正常且敏感度高的文章刷爆了朋友圈，此消息不仅是男科界的重磅消息，更是医学界的一则重大新闻。

这样一个高难度的手术无疑让患者重获新生。

不过，不少人关注这则重磅消息的内容时，关注点大都在供体的长度 25 厘米上，总会有不少朋友产生一些"大胆的想法"。需要了解的是，其供体长度虽然有 25 厘米，但其外露的部分却不会有这么长，因为这个长度包含腹壁皮肤等厚度，就像一棵树，不仅需要看到在地上的部分，更要了解其地下部分，这样才能对这棵树的长度有基本认识。

其实，有这些想法也无可厚非。因为男性渴望自己的"金箍棒"（阴茎）更长是人之常情，但是，其长度并不是性生活满意度的决定性因素。

女性阴道前壁长度为 7～9 厘米，后壁长度为 10～12 厘米。其中，外 1/3 受阴部神经支配，且阴道口神经分布丰富，对外界刺激十分敏感；内 2/3 受自主神经支配，对触觉和痛觉并不敏感。而女性"G 点"位于阴道外 1/3 的部分，属于阴道内最重要的受刺激区域。由此可粗略估计，3～4 厘米的长度即可让女性产生兴奋。同时，女性性高潮的决定器官并不在于下半身，而是大脑。只要女方够兴奋，小丁丁也能让其达到高潮。

从上述内容我们可以了解到，其实女性最敏感的地带不在深处，而在较表浅的位置。所以拥有满意的性生活并不需要丁丁特别长，反而需要别的条件。其中最重要的便是前戏、硬度和持久度。

前戏作为性行为重要的准备活动，包括抚摸、亲吻等，这些行为对于性激发有着不可磨灭的作用，能够让男女双方尽可能进入对"性"专心致志的状态，这种兴奋状态持续的时间越长，高潮后的消退期也会随之延长。而硬度和持久度则是生殖器交合的必要条件，其重要性更是不言而喻。

周青教授香蕉课堂

性生活质量的决定性因素不在于长度，而是跟男女双方的性兴奋状态及男性阴茎的硬度、维持时间有着重要关系。因此，想让性生活过得更美满，不妨试试在前戏上面多努力一下，同时好好锻炼身体，使得自己的时间和硬度变得更好。

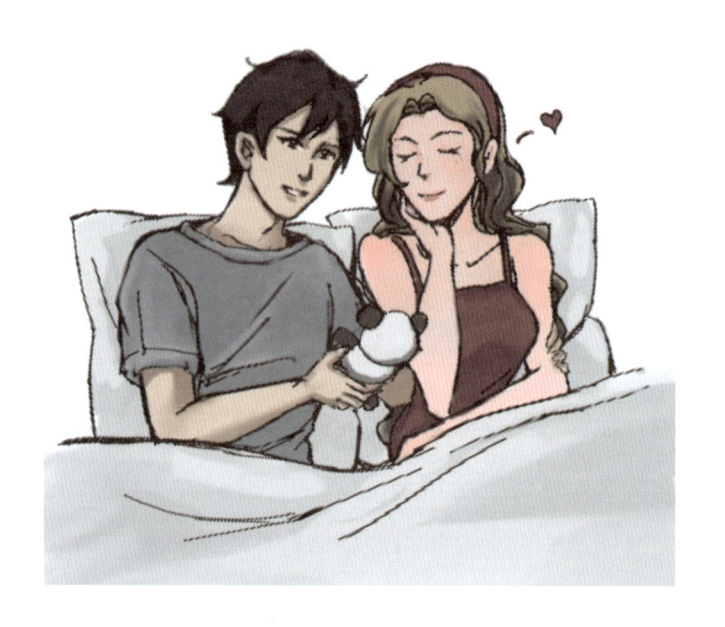

没有"神药",也没有"药神"

男性朋友们应该都有几个熟悉的场景。

场景 1:无意中打开某些网站,界面上浮现出一个个小广告:"×××牌神药,让你享受更大更粗的快感!"

场景 2:微信搜附近的人,看到一个秀色可餐的妹子头像,进入她的朋友圈,却看到"增大增粗专利产品,无副作用"。

场景 3：在某商场厕所，一"泄"千里之后，门上的小广告"名老中医祖传配方，一个疗程增长 5 厘米"将你的目光吸引过去。

那么，问题就来了，这种号称能增大增粗的药是真实有效的吗？

我们先来了解一下阴茎的发育过程。

阴茎是由一个尿道海绵体和两个阴茎海绵体组成，阴茎里的筋膜由浅至深依次为阴茎浅筋膜、阴茎深筋膜及白膜。白膜厚而坚韧，分别包裹着三个海绵体。

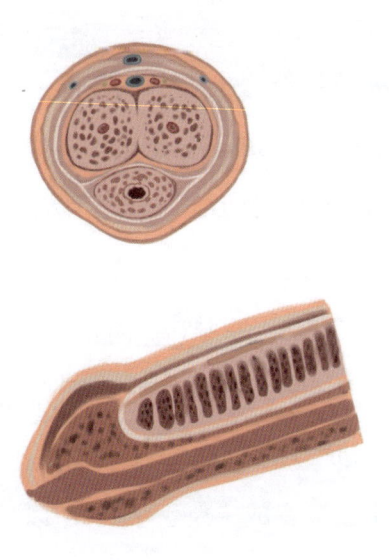

在男性青春期中期（11—17岁）的时候，性器官发育渐渐成熟，睾丸、阴茎开始增大，身高体重也迅速增加。待到生殖器官及第二性征发育成熟，此时长出体毛、喉结突出、变声、阴茎睾丸发育、精液分泌、肌肉发达，出现男性特有气味，阴茎进一步生长，变得更粗更长。

青春期后期，性器官发育已经完成，和人体的身高一样，过了发育年龄，白膜的长度在这时候就已经固定，不会继续生长。而白膜是决定阴茎长度的重要因素，也就是说，阴茎的长度过了青春期后就不会再增长了。

上述场景中各种小广告和假药，可能是含有PDE5抑制药（西地那非、他达拉非等）成分，即治疗勃起功能障碍的药物。这类药物主要作用机制就是通过增加阴茎动脉血流，或者减少静脉回流，使阴茎海绵窦充血、膨胀，从而起到促进阴茎勃起的作用。用通俗的话来讲，就是让丁丁能够更充分地充血，在勃起的时候看起来更大，并不是从生理上将"小丁丁"变成"大丁丁"。所以，任何号称可以使小丁丁"增大增粗"的药都是智商税，大家千万不要被骗啦。那有没有其他的办法让小丁丁"更大更粗"呢？

有的。根据数据显示，我国成年男性阴茎疲软状态和阴茎勃起状态的平均阴茎长度分别为 7.4 厘米和 12.4 厘米，阴茎周长分别为 8.5 厘米和 10.8 厘米；一般认为真正的阴茎短小长度应该小于正常人平均值的 2.5 个标准差。

如果符合上述标准的阴茎短小或对长度特别不满者，可以通过手术的方法进行整形，即阴茎延长术和阴茎增粗术。

阴茎延长术：该手术就是从适当位置切断阴茎上的浅悬韧带和深悬韧带，使埋藏在会阴的一段阴茎海绵体分离出来，阴茎的体外部分就能延长 3～5 厘米，虽然阴茎的总长度并未改变，但增加了所能看到的体外可用部分即有效长度。从某方面来说，这种延长阴茎的手术方法，只算是相对延长，通过将阴茎从会阴拔出一部分起到延长的作用，同时不影响阴茎的感觉和勃起。

阴茎增粗术：目前国内比较常用的方法有两种。

一是注射增粗，将人体脂肪处理后，通过游离移植或注射植入阴茎的皮下，或者应用其他的透明质酸（玻尿酸）等人工材料注射进阴茎，使阴茎增粗。

二是补片增粗，将自身的皮肤组织，去除表皮，保留真皮和脂肪，移植到阴茎上，以增粗阴茎。

周青教授香蕉课堂

上述两种手术对阴茎长度和周长的改变均有一定的局限性，不可能完全达到患者预期中的效果。要知道顶级的刀客，用的刀不在于大小，招式心法内功才是决定他们是否强大的基础。性生活同样如此，大小粗细往往不是决定性的因素，技巧、硬度、适宜的时间和节奏更加关键。与其费劲去用各种不靠谱的方法

> 让自己更大更粗，不如多了解性方面的知识，学习更多的性技巧来得实在。大小和粗细，够用就好。

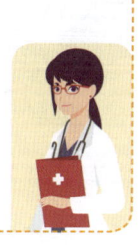

"延长增粗增大"的手术可信吗

要问假期哪个行业最忙？医美整形可数其中之一，瘦脸、抽脂、隆胸、割双眼皮等一直深受广大爱美女性的青睐。生活中除了女性想变瘦、变小、变大，其实我们的男性同胞同样也有追求"美"的需求，如想变长、变粗、变大、变硬。

大小长度，乃永恒话题。古今中外，人们对性的崇拜和性器官的炫耀一直都在。尽管我们一直在科普"不以长短论英雄"，但生活中很多男性仍深受短小的苦恼，甚至部分男性因丁丁外观患上"想丑综合征"（躯体变形障碍），即过度关注自己的尺寸，即使发育属于正常范围，仍偏执地认为自己尺寸不够，并陷入焦虑、恐惧、自卑等情绪。据调查显示，我国大概有 100 万左右的青壮年男性有丁丁整形的需求。

那到底有没有特效药可使成年男性的丁丁二次发育，变长、变粗、变大呢？

答案是没有。正如已成年的你，想长高，吃药可能吗？但是，想让丁丁"延长、增粗、变大"并不是不可能。目前我科已开展了阴茎延长增粗手术，你想知道的关于延长增粗变大那些事，都在这里。

1. 阴茎延长增粗手术的概念

阴茎延长和增粗手术属于男性生殖器官整形的手术，是指通过手术的方式使患者的阴茎达到延长或增粗增大的疗效。阴茎延长术，是通过将阴茎根部的阴茎浅悬韧带、深悬韧带进行松解，释放出阴茎根部的海绵体，必要时还可配合耻骨区抽脂术，从而达到延长阴茎的效果。阴茎增粗手术，目前方式有多种，我们团队已开展脱细胞异体真皮（HADM）阴茎增粗手术，将生物补片植入阴茎皮下筋膜间隙内，从而达到增加阴茎周长的效果。

其实，不管是阴茎延长术还是阴茎增粗术，在男性生殖整形手术中都是成熟的技术。在我国既往的男性生殖器整形手术中，更多的是治疗需求，比如隐匿性阴茎、阴茎短小症、尿道下裂等。随着社会经济的发展，人们观念的转变，对于性器官功能满意度与心理满足感需求的增加以及医疗技术的发展，现今的阴茎增粗延长手术已经发展成为如女性隆胸术一般常见的男性生殖整形手术之二。所以，成熟的技术加上专业的团队，手术安全不用担心。

2. 阴茎延长增粗术的手术指征

我们常强调手术并不是想做就做的，有手术需求，还需要专业的医生帮助评估是否需要或适合做手术。以下是阴茎延长增粗术的一般指征，供参考，实际仍需临床专业男科医生进行评估。

(1) 阴茎短小综合征。我国成年男性阴茎疲软状态和阴茎勃起状态的平均阴茎长度分别为 7.4 厘米和 12.4 厘米，阴茎周长分别为 8.5 厘米和 10.8 厘米；

一般认为真正的阴茎短小长度应该小于正常人平均值的 2.5 个标准差。一般建议对阴茎勃起长度小于 7.5 厘米的患者行阴茎延长术，阴茎周长小于正常同龄人平均值 20% 的患者行阴茎增粗术。

(2) 阴茎畸形。

(3) 阴茎外观基本正常，但因过度关注自身阴茎大小影响性生活满意度，从而产生长期焦虑、自卑和恐惧，甚至导致阴茎勃起功能障碍而显著降低生活质量的患者。

3. 手术禁忌患者

(1) 严重精神心理障碍。

(2) 对术后效果期望值过高。

(3) 有糖尿病，且血糖控制不佳。

(4) 患有泌尿生殖系统炎症。

4. 手术使用补片材料的安全性

我们团队目前使用的填充材料是脱细胞异体真皮（HADM），取材于捐献的健康皮肤组织，运用生物组织工程专利技术去表皮、脱细胞，植入宿主机体后，吸收率低、再生能力强、力学性能优良，且组织相容性优越，无排异反应，植入后 7 天即可形成结构完整的血管，28 天可形成丰富的血管网。目前 HADM 技术成熟，已被广泛应用于烧伤、创伤、整形、眼科、乳腺、泌尿男科、妇科、肛肠科等领域。

需要注意的是，只要是手术多少会有并发症的可能，比如伤口感染、包皮水肿、心理负担等。根据文献报道，其并发症的发生率在 10%～35%。因此，选择专业的医护团队进行规范的手术操作及严谨的术后护理是非常重要的。

5. 手术效果及维持度

生物补片本厚度一般在 1～3 毫米，因此，如果放置一层的话，可以使阴茎直径增加 2～4 毫米，且维持的时间相对较长。据文献报道术后阴茎周长平均增加 2.5～3.0 厘米，术后 3 年随访未出现再度缩小。

增大增粗

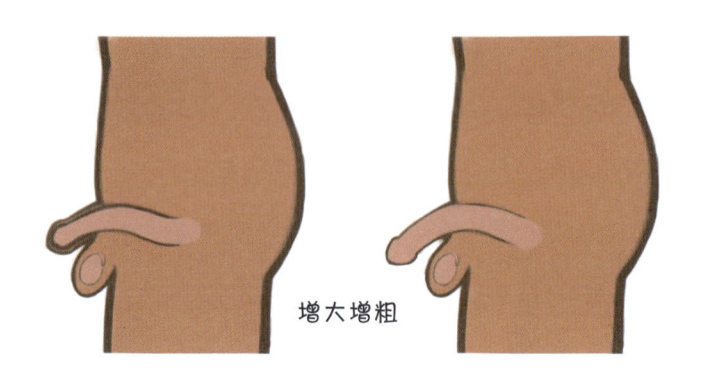

6. 延长增粗手术对性生活的影响

阴茎延长增粗手术,对勃起功能没有明显的影响,部分患者甚至出现术后勃起功能较术前增强。分析可能与 HADM 植入后加强阴茎海绵体白膜闭塞功能,以及增强患者性自信,从而提升性生活满意度有关。术后早期手术部位可能会有牵拉感,多为轻中度,一般在术后半年内可适应。

丁丁也在和我们一起慢慢变老

随着年龄的增长,许多中年男性在性生活中感到越来越力不从心。更多时候是内心"想入非非",

"下面"却不给力，于是就怀疑自己是不是病了？是不是阳痿了？殊不知生老病死总是不可避免的，对于男性的丁丁而言，和其他身体内脏一样，变老也是必然的。

1. 阴茎变老的原因

第一，从全身角度来看，随着年龄的增长，各个系统功能都开始下降。人体作为一个有机整体，各个系统之间相互影响，男性生殖系统以外的变化也肯定会导致生殖系统产生相应变化。男性生殖系统与循环系统、内分泌系统、神经系统关系尤为密切。循环系统的功能减退，可影响阴茎的供血和勃起；内分泌系统的异常，可影响男性性欲、勃起功能；神经系统的变化，可影响阴茎敏感度。第二，从男性生殖系统本身来看，也是随着时间的推移逐渐走向衰老的。其主要原因是睾丸功能的减退，相关性激素分泌的减少。阴茎作为男性生殖系统中不可或缺的器官之一，自然而然也会受到其影响，慢慢变老。

2. 阴茎变老的表现

(1) 阴茎尺寸变小：无论是在平常状态下还是在勃起状态下，都会出现尺寸较以前变小的情况。随着年龄的增长，人体对于脂肪的代谢能力下降，产生脂肪堆积，其中男性很容易出现脂肪在腹部的积累，引发腹部肥胖的现象，也就是我们常说的"将军肚"。过多的脂肪会将原本显露在外的一部分阴茎掩藏，导致阴茎变短。另外，动脉粥样硬化、糖尿病等可导致阴茎局部的血管损伤；无弹性蛋白在弹性纤维鞘内不断沉积，使得勃起时血液灌注的空间相对缩小，出现阴茎勃起硬度下降，尺寸变小。

(2) 阴茎畸形：阴茎畸形主要表现为弯曲、短缩，进一步发展可导致勃起疼痛，勃起功能障碍。其中阴茎硬结症主要是因为阴茎白膜形成无弹性纤维斑块，且伴随时间越来越大，最后导致各种不适症状的出现。此种斑块的形成与某些不良习惯和基础疾病有着密切的关系，如"三高"（高血压、高血脂、高血糖）、吸烟等，这些基础疾病和不良习惯与年龄有着密切联系。

(3) 阴茎外表的变化：其一表现为男性 40 岁之后龟头颜色逐渐失去年轻时的红润，主要原因是全身循环系统及阴茎局部的供血随着年龄的变化而逐渐减少。其二主要表现为阴茎耻毛越来越稀疏，主要原因为睾丸功能的减退，雄激素分泌减少，毛囊数目减少，余下的毛发生长速度变慢。

(4) 阴茎勃起角度：一般情况下，阴茎勃起角度在 30 岁达最大值，以后随年龄增长阴茎向上勃起角度逐渐下降。最大下降幅度是在 50—70 岁，造成这种变化的主要原因是血管的老化。

(5) 阴茎敏感度下降：由于神经系统功能随着年龄的增长逐渐下降，注意力、感知度、反应力随之下降，这些表现在男性生殖系统，就会出现性欲下降，阴茎敏感度下降等。

3. 延缓阴茎变老的办法

(1) 运动："生命在于运动"，适当的运动可以降低"三高"的风险，减轻体脂率，从而达到延缓衰

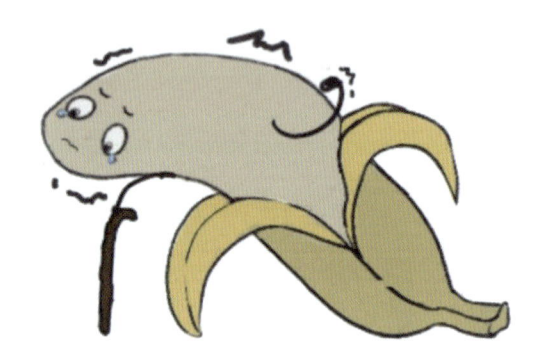

老的作用。

(2) 饮食调理：注意补充含锌及维生素的食物。锌是人体不可缺少的微量元素，对于男子生殖系统正常结构和功能维护起着重要作用；维生素 A、维生素 E 和维生素 C 都有助于延缓衰老和避免性功能衰退，它们大多存在于新鲜蔬菜和水果中，并且这些食物对男性雄激素分泌也有好处。

(3) 建立"性"心：男人一定要对自己的性能力充满自信，这点很重要。随着年龄的增长，有可能出现偶尔不行的情况，此时一定要正确面对，不要轻易否定自己。保持良好的心态，身老心不老。

丁丁的困惑

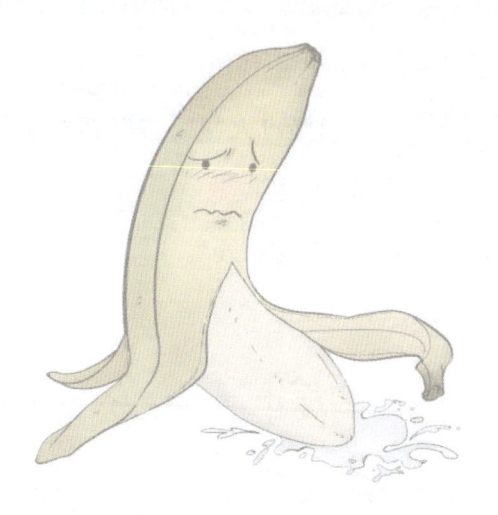

丁丁表面很敏感怎么办

对于先天性龟头敏感导致早泄的患者，可以通过药物治疗，包括同房前口服达泊西汀、外涂复方利多卡因乳膏。口服药物需要在专业医师指导下使用，外涂药物需在同房前洗掉，且用量不宜过多，过多可能会影响勃起硬度。另外，包皮过长和前列腺炎等原因也会导致敏感。对于包皮过长，龟头常年隐藏于包皮下，刺激较少，使得龟头黏膜的神经感觉过于敏感而触发的射精过早，可以通过包皮手术进行治疗。还可以通过人为增加与外界的摩擦，如经常裸睡、冷热水交替捏洗龟头等，以钝化龟头皮肤对外界摩擦刺激的敏感程度。

早泄：谁是"快枪手"

小刘下班回到家中已是夜晚，看见穿着性感的新婚妻子妩媚地躺在宽大的床上，房间灯光昏暗而温馨，空气中弥漫着淡淡的幽香，令人如痴如醉。

小刘来了兴致，直奔主题，可是运动片刻后便一"泄"千里。看着妻子渴望的眼神，他有种深深的恐惧，很是烦恼，于是焦急地来到湖南中医药大学第一附属医院男科诊室。

"医生，我感觉它太不持久了，我是不是生病了？还有救吗？"小刘急忙问道。

"您这种情况在我们科很常见，属于早泄，积极应对还是能解决的。"医生了解情况后说道。小刘悬着的心终于落地，积极配合医生治疗，症状改善明显。

那什么是早泄呢？早泄是指在性生活过程中，勃起的阴茎还未插入阴道或刚插入阴道就很快射精，不能使女性达到性高潮，即性交少于3分钟或不能自主控制射精时间。

早泄可分为多种类型，具体可分为以下四类。

原发性早泄：从首次性生活开始就一直存在早泄，几乎每次性交都会出现射精过早，而且与任何性伴侣性交时都会出现。

继发性早泄：曾经有过正常的性生活，有正常的射精时间并能自主控制射精时间，但逐渐出现或突然出现早泄症状，并因此而烦恼。

自然变异型早泄：性交时间有长有短，也不是连续出现早泄，没有规律可循。

早泄样射精障碍：射精时间正常，但自己或性伴侣认为射精还是过快，心理上认为自己早泄。

我们如何判断早泄呢？

(1) 从阴茎进入阴道到射精的时间长短。

(2) 能否自主控制射精。

(3) 是否有心理烦恼。

表 2 为国际早泄诊断量表（PEDT），各位男性朋友可以自查一下哦。

表 2　国际早泄诊断量表（PEDT）

可以根据半年内性生活情况，阅读以下 5 个问题并选出最相符的一个选项。

1. 性交时想延迟射精有多大困难？
   A. 没有困难　　B. 有点困难　　C. 中等困难
   D. 非常困难　　E. 完全无法延迟

2. 射精发生在想射精前的概率？
   A. 几乎没有　　B. 不经常　　　C. 约 5 成
   D. 多数时候　　E. 几乎总是

（续表）

3. 是否受到很小的刺激就会射精？
   A. 几乎没有　　B. 不经常　　C. 约5成
   D. 多数时候　　E. 几乎总是

4. 是否对过早射精感到沮丧？
   A. 完全没有　　B. 有点　　C. 一般
   D. 很　　　　　E. 非常

5. 射精时间造成伴侣不满意，你对此担心吗？
   A. 完全没有　　B. 有点　　C. 一般
   D. 很　　　　　E. 非常

评分标准：A=0分，B=1分，C=2分，D=3分，E=4分
研究结果表明：总分≥11，表示存在早泄（射精控制功能障碍）；总分在9~10之间，表示可能存在早泄；总分≤8，表示不存在早泄

1分钟到底算不算"快枪手"

一般我们认为1分钟以下才算得上"快枪手"。但相较于时间长短，女性可能更在乎的是性生活体验，包括亲吻、拥抱、爱抚等性前戏。因此建议，不必纠结于时间长短，更多地探索了解伴侣的性敏感区，并在前戏上多下功夫，施以丰富、温柔、适当的刺激，充分唤起女性的"共鸣"，以提高对方达到高潮的概率，这远比实质性交时单调的机械运

动更有效。

> **周青教授香蕉课堂**
>
> 　　女性自身也应该多和伴侣沟通，让对方明白，时间不是决定性爱质量的关键因素。如果因此焦虑或者长期达不到预期，可以考虑求治。另外，一次性生活持续时间过长，会消耗大量精力导致过度疲劳，女性易引发泌尿感染、月经紊乱、阴道损伤等，男性则易导致前列腺炎、精囊炎。所以纠结几分钟并无太大意义，大家都满意才是真的好。

"早泄"问题的由来

　　在早泄（PE）界，流行着这样一个段子。牧师问一对夫妇：如果5分钟后就到世界末日，你们想做什么事？丈夫兴致勃勃地回答：想做爱。太太白他一眼幽幽地说：那剩下的 4 分钟干什么？由此可见，PE 对于夫妻、情侣的关系的确是一个定时炸弹。试想精心布置的一场浪漫约会，最后却以男性"天下武功唯快不破"草草收场，伴侣内心的感受不亚于万马奔腾吧。和谐的性生活是感情的润滑剂，而 PE 却让人"一泄千里"。

由于国人普遍存在谈性色变，性教育无论是在课堂还是在家庭，都没有得到正常的开展。现实中大多数人通过网络获取性知识，而其中占主要的还有不少文艺作品。文艺作品最典型的一个特点就是高于生活，因此不少男性就会不自觉地将影视作品中男主角夸张的性能力带入自身，或者女性也将此作为男伴的时间要求。毫无疑问，受这方面误导的患者不在少数。那么，PE 的本来面貌到底是什么样的呢？

最新的 PE 定义包括以下 3 方面的内容：①阴道内射精潜伏时间（IELT）短；②缺乏对射精的控制能力；③由于射精引起的痛苦、悲痛或人际交往困难。

在2015年欧洲泌尿外科学会发布的《EAU早泄诊治指南（2015年版）》中对PE定义进行了完善。①从初次性交开始，射精往往或总是在插入阴道1分钟左右发生，或者射精潜伏时间显著缩短，通常少于3分钟；②总是或几乎总是不能延迟射精；③消极的身心影响，如苦恼、忧虑、沮丧和（或）躲避性生活等。

通过此定义可以得知，PE不光是指性交的时间短，同时还有因为性交短时而出现的精神上的困扰。所以临床上有不少患者抱怨，影视作品中男主角每次时间那么长，而自己每次只有几分钟，都不好意思再见女朋友了。如果长时间受这样的误导，真有可能把自己带到PE上去了。

临床上还有不少患者抱怨自己射精过快，可是仔细询问性交时间并无异常，甚至有些还超出正常值范围。那么这种单纯的精神上的困扰是不是也归于PE的范畴呢？在2009年欧洲泌尿外科学会发布的《EAU早泄诊治指南（2009年版）》中将PE分为原发性PE和继发性PE，此外还有两种特殊的类型，自然变异性 PE 和 PE 样射精功能障碍。这类患者就属于 PE 样射精功能障碍。四种类型的 PE 除了射精控制力下降、痛苦烦恼、射精时间短以外，均具有其自身特征。原发性 PE 特征：①自第一次性交开始，几乎每次性交过程中都发生射精过快，并且几乎与每一个性伴侣都是如此；②大部分性交（90%）的 IELT 为 30～60 秒，小部分性交（10%）为 1～2 分钟。70% 的原发性 PE 会终身如此，30% 的患者会随年龄增加而加重。我们所说的"快枪手"就是这种类型。

继发性 PE 是由其他疾病所引起的，如继发于勃起功能障碍（ED）、前列腺炎、甲状腺疾病、心理疾病等，但可因对原发病的治疗而缓解或治愈。它有以下特征：既往射精功能正常，在某个时期逐渐或突然发生射精时间缩短，并出现控制射精能力减退的现象。

临床中最常见的类型是自然变异性 PE 及 PE 样射精功能障碍。自然变异性 PE 是指在一定条件下或偶然发生的早泄。其特征是男性对射精的控制力减退，并不定期地发生过早射精。其关键词为偶发，与其说这种类型的 PE 是疾病的症状或临床表现，不如说是正常射精过程中的变异。但是不少患者对此进行过度解读，很容易出现心理上的焦虑。

PE 样射精功能障碍是指患者偏激地认为射精过快，或射精控制能力下降，但是 IELT 并无异常，甚至超出正常值范围。故 PE 样射精功能障碍也并非真正的疾病，是患者对 PE 的错误理解、心理因素和配偶因素等综合原因所致。

由此可见，早泄的病因中存在许多非器质性的

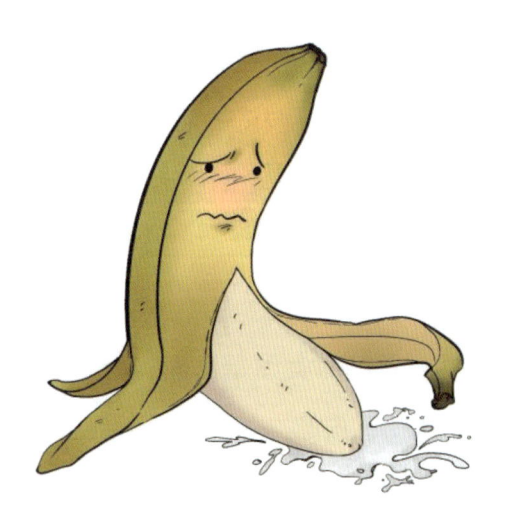

因素。对于早泄患者，要正确了解早泄的知识，同时缓解心理上的焦虑，加深与伴侣之间的交流。做到这些，那么 PE 也就离你更远了一步。

奖励自己的时间短，也算早泄吗

在我们男科门诊，经常会遇到这样的情况：一些青壮年男性，或是一直单身，或是和女朋友、配偶一直分居两地，经常需要通过自慰来满足自己的生理需求。其中有一部分人发现，自己每次自慰的时间都很短，有时甚至小于 1 分钟，怀疑自己出现了早泄，继而来到男科门诊寻求帮助。那这到底算不算早泄呢？

首先我们需要明确一下早泄的定义。早泄指的是有 3～6 个月规律性生活的前提下，每次性生活时间都很短，甚至在阴茎插入阴道前即已射精，且不能自行控制，以至于不能继续进行性生活的一种疾病。一般来说单次性生活时间超过 3 分钟视为正常范围之内。

从早泄的定义我们就可以看出来,早泄是在有性生活的前提下诊断出来的。所以前面说的自慰时间很短并不能够诊断为早泄。广大男性朋友们如果单纯存在自慰时间很短的情况,不需要过分担心早泄的问题。

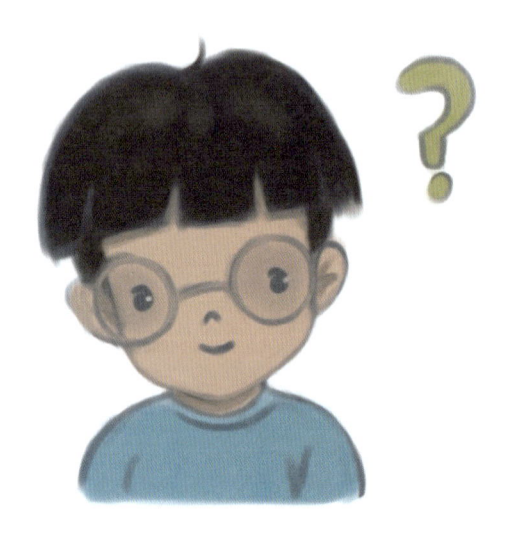

很多时候自慰时间短是由心理因素造成的。男性在自慰时,常受到性刺激强度、环境、心情等因素的影响,从而发生射精时间缩短的情况,但实际上性生活时间跟自慰的时间不一定是一致的。因为在性生活中,女性的性唤起比较慢,需要一定的前戏，而前戏的时间延长了整个性生活的时间。因此男性朋友们大可不必因为自慰时间的长短背负心理包袱，只要正常的性生活没有问题，就不是早泄。

但是有一点值得大家注意，虽然说自慰时间短不能算是早泄，但是俗话说得好："美酒虽好，可不要贪杯哟。"自慰亦是如此，适度自慰是正常的，即使是已婚人士，保留自慰的习惯也是正常的。在女性的月经期、妊娠期等，男士都可以通过自慰来释放性欲。

一般来说，自慰的频率不应该超过正常的性生活频率。自慰过后，第二天应该精神良好，不影响正常的工作、生活，如果在自慰后出现了精神状态差、乏力、腰痛、记忆力下降等现象，那就说明自慰频率可能过高，已经影响到了正常的生理状态，这个时候就需要控制性欲、降低自慰的频率，适当进行体育锻炼并积极寻求医生的帮助。

只有几十秒怎么办

"交作业"（射精）只有几十秒，男性难免怀疑自己存在早泄情况，应及时就诊，在医生的指导下治疗。目前临床对于早泄的治疗方法有很多，首先，减少自慰的次数，最好可以戒掉自慰并增加正常性生活次数。其次，适当运动，如深蹲、提肛等，通过锻炼身体拥有强健体魄。再次，避免焦虑、紧张、抑郁等心理情绪，拥有良好的情绪有助于延长性生活时间。最后，可以尝试口服达泊西汀药物，同房前2～3小时吃1粒（30毫克），对于解决时间短的问题有较好效果，但是需要在医师指导下服用，有禁忌证的患者不宜服用。

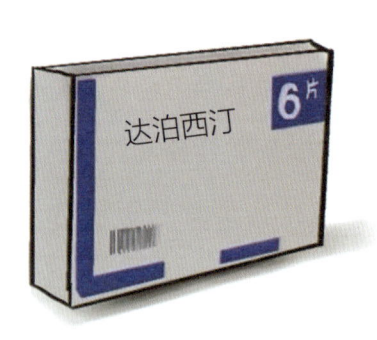

持之以恒，不如点到为止

相信很多人都听过"快枪手"这个梗，知道射精时间过快会带来不佳的性体验，但很少有人了解正常的同房时间以及同房时间过长的潜在伤害。

1. 正常的射精时间

目前国内外医学界对于性生活时间应持续多久并没有一个确切的界定标准，结合国内外目前的标准以及临床经验，一般认为时间在5～10分钟为宜，但受性生活习惯、观念、年龄等个体化因素的影响，不应笼统地固定化时间，不以"一时论英雄"。

性爱时间并不等同于性爱质量，男性在性爱中应把关注重点转移到彼此的体验上，运用更多的技巧提升"性"福指数，满足双方体验才是最佳的性爱。盲目追求时间会给夫妻双方造成心理、身体等多方面的伤害。

2. 时间过长对男性的危害

男性长时间的拉锯战会导致生殖系统超负荷运

作，过度持续充血大大增加患病风险，常见前列腺炎、精囊炎及前列腺增生等疾病。

(1) 持续过度的充血易诱发前列腺炎，使得男性房事后出现尿频、尿急、排尿疼痛、会阴及肛门的坠胀疼痛等。

(2) 为了追求时间而忍精不射，或中断性生活的行为，可诱发男性射精困难甚至不射精症，还可诱发精囊炎而出现血精，同时性伴侣也会有不良体验。

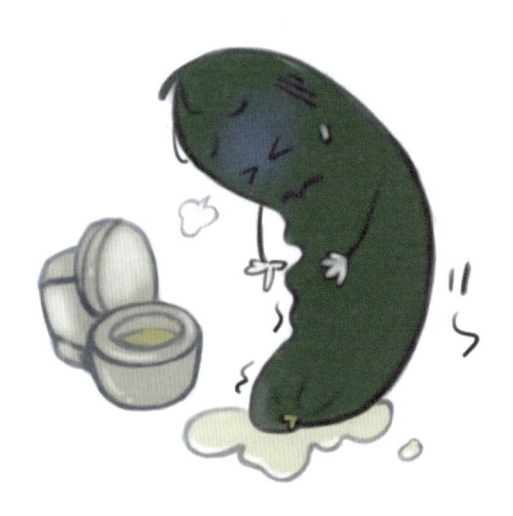

(3) 时间过长的"运动"也会消耗男性的精力，事后出现疲惫乏力，思维、专注、记忆力下降等症状，从而影响工作生活。

3. 时间过长对女性的危害

长时间的性交会导致女性生殖器的持续兴奋，以及过度摩擦阴道，增加患盆腔炎、月经紊乱、泌尿系统疾病的风险。

(1) 阴茎长时间摩擦导致阴道的水肿和疼痛，会增加局部感染可能性。

(2) 性器官持续兴奋、充血，易出现腰酸、小腹酸胀和身体疲乏等盆腔炎的症状。

(3) 由于女性生理机制的特异性，相对于男性，女性在性爱后兴奋持续的时间会更长，导致深夜迟迟仍无法入睡，影响第二天的工作生活。

4. 误区

由于性教育的缺乏，加上部分商家"有失偏颇"的广告宣传，导致男性对于性时间的认知出现了偏差。大多男性崇尚以时间衡量性能力，急于在伴侣面前证明自己的能力，以满足虚荣心和征服的欲望。或因担心伴侣及好友的嘲笑等错误的想法，从而忽略另一半的感受，久而久之，造成伴侣厌倦甚至抗拒性生活，最终造成夫妻生活的不和谐。

"最佳时长"，你合格吗

关于性生活时长，大多数人都认为时间越久越好，真的是这样吗？

有研究显示，13分钟才是最佳的性生活时长。不过最佳时长也是因人而异的，毕竟需要双方都满意才是真的好。另外，根据调查显示，人们普遍认为性生活超过20分钟，会产生性疲倦；少于5分钟，又显得太草率。所以具体的适宜时长还是依双方的具体情况而定，毕竟人和人之间是有差异的。

多长时间最让伴侣满意

通过亚太性医学学会调查显示，持续时长在

7～13分钟最让人满意。女性是有"耐受度"的，超过一定时长后，阴道会变得干涩，继续"啪啪"就会产生疼痛，甚至因此产生恐惧感而拒绝下一次。所以一定要多注意她的感受，别一味追求持久。

大小与技巧哪个最重要

我国男性丁丁勃起时平均长度为12.4厘米（请注意是平均长度），只要满足这个长度的都是"好男人"。但即便你不满足这个条件，也不需要气馁。与长度比起来，硬度、技巧与性爱质量的关系更密切。尺寸是先天而来的，如果想改变只能通过手术，技巧却可以通过练习来提升。总而言之，小孩子才在意大小，"好男人"更讲究技巧。

男性真能"一夜七次"吗

小说里的男性仿佛有取之不尽、用之不竭的精力,"一战到天亮"更是属于常规操作。事实上,长期性生活频率过高,丁丁可能会因过劳而阳痿不举,甚至导致前列腺炎,从一夜七次郎变一夜七次尿。所以提升单次的质量比追求次数重要得多。

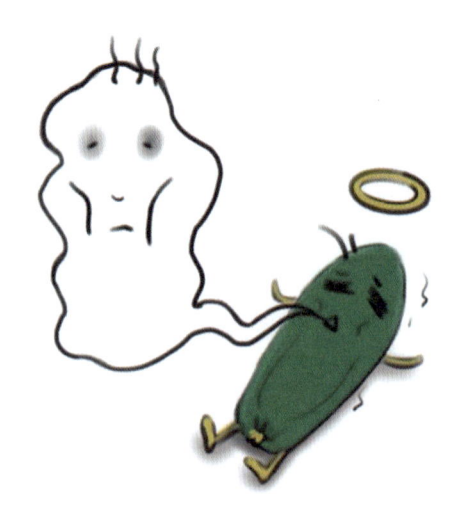

真的存在"贤者时间"吗

问:在完成夫妻生活后,立即开启"贤者模式"(没有性冲动)是正常的吗?

答:这种情况属于正常,不必担心,这是性生活中的不应期。不应期是指夫妻一次性生活后,到再次产生兴趣的间隔期。间隔期内对所有有效刺激都不会出现太大反应，有的人甚至还会出现厌恶感或其他生理不适。不应期的长短与年龄关系密切。一般来说，年龄越大，不应期越长。

"贤者时间"爱爱，会给身体造成损害

问："贤者时间"进行性行为，会对身体有影响吗？

答："贤者时间"是身体为了保护自己所采取的措施，目的是得到充分的休息时间，以利于恢复。如果此时强行刺激再次起立，这就违反了顺应自然的原则。有的男性为了追求刺激，强行一而再、再而三投入战斗，反而会伤害自身。

第二次性行为，要间隔多久

关于第二次的问题也是因人而异的。在男性的不应期消退后，只要两人感觉舒适，男性充分起

立、女方没有不适，那就可以继续。但如果有一方感觉身体疲软，或是隐隐酸胀，就应该等这些不适完全消失后再次开始。性生活会消耗巨大能量，强行同房会影响身体健康。

给她更长久的"性福"

当今社会，随着生活与工作节奏加快，人们更加崇尚时间就是效率，时间就是金钱，时间就是生命。为了证明我们都跟上了时代，扼住了时间的咽喉，大家争先恐后地发出自己的声音：我秒发！我秒回！我秒杀！我……我秒男（早泄患者），一个尴尬的声音出现了。

男人什么都可以快，唯独在房事上都希望自己是"长"胜将军。早在马王堆出土的医书《马王堆简帛·合阴阳》中就记载以"动"为单位（阴茎在阴道内抽动十次为"一动"），认为"十动"而能保持不射精，并长期坚持，可以祛病延年、长寿健康。然而结果常事与愿违，据流行病学调查，早泄的发病率高达 35%～50%，并且有近 75% 的男性表示自己出现过早泄现象。

那么什么是早泄？多长时间又是正常的呢？目前国际上对早泄的定义并没有一个统一的标准。总的来说，阴茎在阴道内潜伏射精时间几乎总是小于 1 分钟是一个比较普遍的衡量指标，也是一个客观的标准；同时还要有由于射精时间过短而导致患者出现精神心理问题如烦躁、抑郁、消极、社交障碍等，两者加起来才能称为早泄。偶然发生的房事过快属于正常现象，不应归于疾病。

房事的过程中，只要性兴奋达到一定程度，就会引起射精。"秒男"们常因龟头敏感性高、射精阈值低而导致射精过快，对此，古时就有各种方法降低性兴奋以延缓射精。最常用的方法是转移注意力，通过分散注意力，降低敏感性。如《玉房秘诀》曰："精大动者，疾仰头张目，左右上下视，缩下部，闭气，精自止。"意为性兴奋高度集聚，将要射精时，立即仰起头部，睁大双眼，上下左右环视，同时退出阴茎，深呼吸，即可控制射精。

此外,"秒男"们还可应用性技巧训练,通过"动－停"和"挤捏"技术,使自己熟悉将要射精的感觉和通过暴露于逐渐增强的刺激源来提高射精时间。"动－停"方法,由性伴侣刺激阴茎,有射精冲动时,告知性伴侣暂停刺激,待射精冲动完全消失后再重新给予阴茎刺激。"挤压"方法与前者相似,在有射精冲动时,女方挤捏压迫阴茎头,直至射精冲动完全消失。两种操作方法在达到高潮前重复3次,然后完成射精。

爱爱的途中,不做"秒男"!

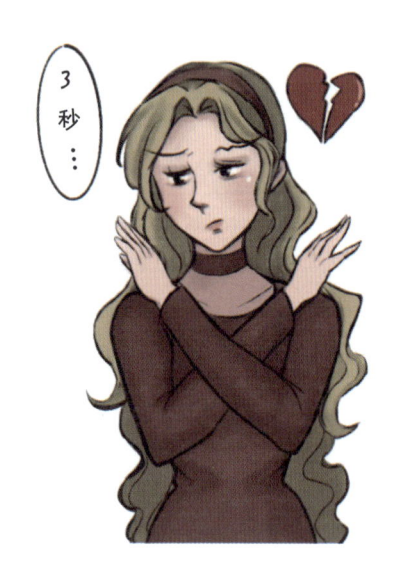

"快枪手"如何选择避孕器具

有一天，患者小张到男科门诊复诊，告诉医生目前性生活时间有所改善。据小张回忆，多年来自己的性生活持续时间都很短，大多匆匆收场，久而久之逐渐失去信心。患者小张遇到的问题就是早泄，在医生的指导下使用了延时避孕套，经过一段时间后性生活时间得到稳定改善。下面我们就来了解一下早泄患者该如何选择延时避孕套。目前市面上有多种延时避孕套类型，主要分为物理延时避孕套和药物延时避孕套。

1. 物理延时避孕套

这种避孕套根据男性的敏感性不同而变化，通过顶端加厚来降低龟头敏感度，达到延时效果。这类避孕套在一定程度上提升了用户的体验感，采用不同的厚度规格，局部加厚，给时间短的男性带来安全且无不良反应的物理延迟方法。这有助于控制射精，有效延长性生活时间，让双方充分享受鱼水之欢。相较于药物延时避孕套，物理延时避孕套没有麻木感，也不会影响勃起。但由于物理延迟避孕套较普通避孕套，其龟头位置局部加厚设计，会减少性爱时对龟头的性刺激，削弱男性快感。

2. 药物延时避孕套

当下使用比较多的是苯佐卡因麻醉剂和含有中草药成分的避孕套，副作用较小且大多可以达到延时的效果，在使用过程中体验感也比较好。下面我们了解一下它的原理，射精快的男性龟头皮肤比正常男性的更敏感，射精快的主要原因是龟头位置过于敏感，苯佐卡因可降低龟头的敏感性，但不排除过敏的可能性，如有过敏，只需停止使用并清洗即可。同时需要注意的是，药物延时避孕套在降低龟头神经敏感性的同时，其中含有的药物也可以削弱相关神经的传输，从而影响勃起硬度，或导致麻木，对快感有一定的影响。

另外，当下畅销的超薄避孕套，通过降低厚度给男性体感舒适度带来提升，在性爱时感觉会更亲肤贴合。但是针对有些射精较快的男性朋友不推荐用超薄避孕套，主要是不利于掌控时间，同时也会增加破损外溢风险。由此可以看出选择一款合适自己的避孕套对于男性朋友来说是相当重要的。

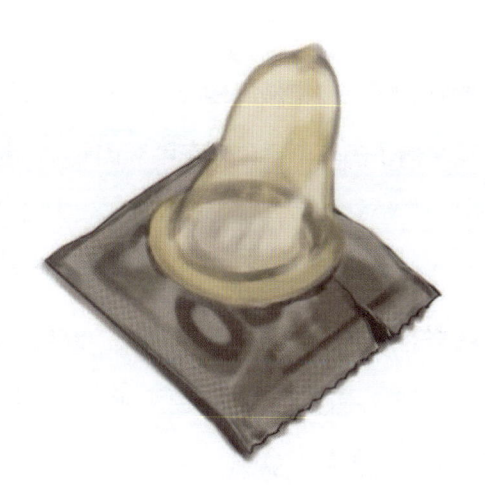

"一滴精，十滴血"，是这样吗

时下养生热潮兴起，代表了普通人对生命健康的美好愿望，那么古代有没有养生潮呢？答案很明确，是有的。古代的养生法"房中术"，直到现在还在影响人们的思维，从而产生"采阴补阳""一滴精，十滴血""失精伤身"等谬误说法。正是这些观点，让部分男性处于天平的两个极端，要么如脱缰之野马，过度纵欲；要么秉承节欲保精之观点，过着苦行僧般的生活。那么男性的性爱次数多少才算正常呢？

我们先了解一下精液的构成。精液由精子和精浆组成，其中精子由睾丸产生，在附睾内成熟，通过输精管道输出；精浆主要是前列腺、精囊腺和尿道球腺等附属腺体分泌的混合液，还包含少量睾丸液、附睾液等。精浆的主要化学成分为水，约占90%以上，其他成分有脂肪、蛋白质颗粒、色素颗粒、磷脂小体、游离氨基酸、无机盐、酶类、糖类等。正常睾丸组织每天可以产生数亿个精子，能够及时补充排精的消耗，所以每次排精对身体的消耗是很小的。了解了这些，就不会对性爱次数产生疑惑了。

美国性学专家曾提出一个性爱频率公式，即"性爱频率＝年龄的首位数×9"，以年龄的十位数乘以九，其积的十位数为周期，个位数为性爱次数。如，20—29岁的人，性爱次数为2×9，等于

18，也就是10天中可性爱8次；30—39岁的人，即3×9，等于27，也就是20天性爱7次。

以上提到的性爱次数只是大致的统计数字，高于或低于这些数字并非就是异常。但是，如果在房事后的次日感到腰酸耳鸣、疲乏无力、脚软等，说明次数过频，要适当延长性爱的间隔时间。如果身体好，性欲强，房事后的次日无任何不适，那么，性生活的频率超过上述统计次数也是没有问题的。只有适合自己身体的性爱次数才是合理的，这需要夫妻双方长时间的互相探索。

那么同房时有哪些是要注意的呢？

(1) 情绪异常时不宜同房。当人情绪异常，处于愤怒、紧张等状态时，会使人体性激素水平下降，由此参与的神经-激素调节发生异常，导致一过性的勃起功能障碍，给男性的性体验造成不良影响。同时由于情绪异常，对性刺激不能做出有效反应，以至于性能力不能完全体现，从而影响性生活的质量。

(2) 劳累后不宜同房。俗话说："百里行房者病，行房百里者死。"性生活是需要全身各脏器全面参与的运动量较大的活动，同房时会心跳加快，血循环加速，消耗大量的体力。而长途跋涉，或负重劳作，或剧烈运动以后，机体疲惫不堪，急需休息，如果此时强行同房，必然会损伤身体，甚至引发心搏骤停，导致猝死。

(3) 醉酒后不宜同房。醉酒行房是房事之大忌，虽有人认为酒能助性，但酒精也能引起血流加速、血压升高，再加上性兴奋的刺激，容易诱发心脑血管疾病。酒精的麻痹作用会抑制大脑中枢，降低龟头的敏感性，从而延长射精时间。同时，神经抑制也会使人处于"麻木"状态，无法充分感受性生活的快感，再加上酒后勃起功能往往不佳，酒后肢体动作也可能比较粗暴，对性生活有弊无利。

(4) 生病期间不宜同房。患病之人，机体本身正气不足，需要静养，慢慢恢复，若病中同房，则会损伤正气，加重病情。特别是疾病康复阶段，更应忌房事，否则会导致旧病复发，重者病情恶化，危及生命。

丁丁的崛起

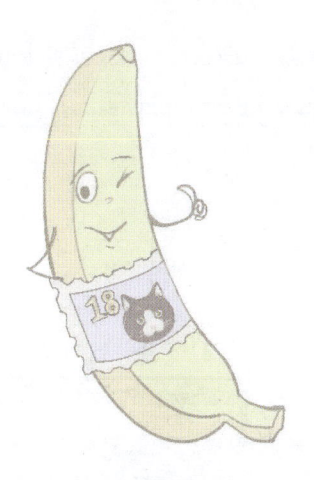

小小邮票，竟能测出丁丁的硬度

有一种简单的测定勃起功能的方法，那就是"邮票实验"。其方法是在睡前把几张连在一起、尚未撕开连接孔的邮票环绕贴合在丁丁上，如果早上醒来发现邮票连接孔被崩开，说明夜间发生过起立（阴茎勃起），并且有足够的强度，如果没有邮票也可以用纸片代替。这个简单的小实验可以为评估男性勃起功能提供一个初步的参考，存在一定的科学依据。偶尔不禁会想，如果罗兰·希尔泉下有知，他发明的邮票有朝一日被贴在了丁丁上，会有何感想呢？

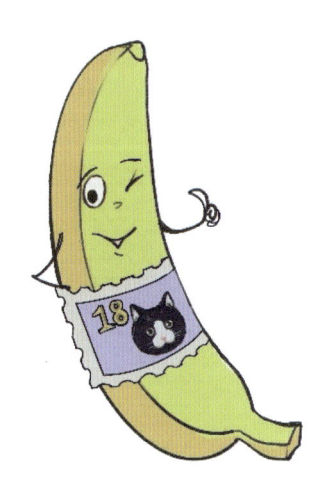

丁丁的硬度怎么分级

丁丁勃起硬度可以分为 4 级。

1 级：像豆腐一样，软绵绵的，无法正常完成性生活。

2 级：像剥了皮的香蕉，可以同房，但是体验不佳。

3 级：像没有剥皮的香蕉，可以正常同房，也可以让对方获得高潮体验。

4 级：像黄瓜，体验最佳，男方自信，女方欣赏，可以享受"鱼水之欢"。

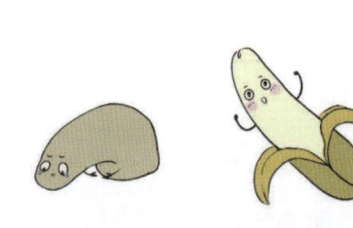

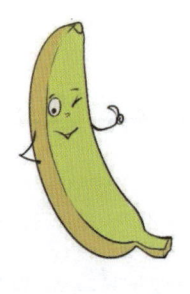

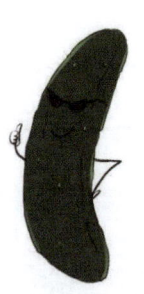

阳痿很普遍，早治没烦恼

"阳痿"即"勃起功能障碍"（ED），是指阴茎不能勃起、勃起不坚或勃起持续时间过短，以致不能插入阴道完成性交，是男性最常见的性功能障碍之一，病程在3个月以上，可严重影响生活质量、性伴侣关系，甚至家庭稳定性。据目前相关统计，全球已有超过1.5亿勃起功能障碍患者，且这一人群还在不断增加，预计到2025年全球患者将达到3亿人。调查表明，在成年男性中约有11.4%的人患有勃起功能障碍，且发生率随年龄的增长而上升。其中50岁以上的男性，约50%的人受到ED的困扰。所以，还害羞什么呢？有问题就尽早来医院治疗。

阳痿居然还有别的影响

阳痿不仅会影响性生活质量，在一定程度上也可以反映出男性的全身健康，特别是心血管健康。有研究发现，当男性阳痿2.5～3年后，常会出现心血管疾病、高血压和糖尿病等。如果 40 岁以上的男性出现长期"不举",需要排查高血压、糖尿病等疾病。因此,当男性朋友受到勃起功能障碍困扰时,别再害羞了,积极接受治疗才是最应该做的。

肾虚了没

常见的"肾虚"表现有以下 7 条。

1. 年轻人夜尿在 3 次以上。

2. 小便无力,滴滴答答。

3. 早晨起床,眼睛浮肿。

4. 爬楼容易出现两腿无力。

5. 久坐超过 2 小时感到腰酸。

6. 站立超过 1 小时感到两腿发软。

7. 洗头发时,头发大量脱落。

如果您符合 2 点或 2 点以上,就要认真考虑自己肾虚了没。

立不起来，一定是肾虚吗

立不起来（阴茎勃起功能障碍）一定是肾虚导致的吗？不是，立不起来是肾虚的表现之一，但并不能都归因于肾虚。换句话说，阳痿的病因有很多，肾虚只是其中之一。如脾虚湿盛、下焦湿热、肝气郁结、气滞血瘀都有可能导致立不起来。

现在很多人，都有"手艺活"过度的坏习惯。这种过度导致的阳痿，以肾虚居多。

周青教授香蕉课堂

立不起来并不可怕，目前在临床上针对阳痿的治疗有很多方法，可怕的是讳疾忌医或者病急乱投医，出现问题一定要去正规医院寻求专科医生的帮助哦。

没有晨勃，是不是肾虚了

这个说法并不完全对。男性朋友们不要对自己这么狠，劳累、失眠、生病等很多因素都会导致早上没有晨勃，但是如果长期没有晨勃，关键时候又不顶用，那才真的需要看医生了。

晨勃很硬，同房不硬是怎么回事

这种情况可能是心理因素引起的，压力大、紧张、恐惧等因素都会影响勃起硬度。一旦发生心理性勃起功能障碍，首先需要进行自我心理疏导，其次需要伴侣配合、理解、安慰，以缓解压力，消除紧张、恐惧心理。有时候，伴侣一句安慰的话，可以胜过万千良药。如果通过以上方法还是无法自行排解，可以寻求心理医生或男科医生的帮助。

晨勃变少会怎样

门诊中常会遇到男性患者描述自己最近晨勃的次数和硬度都减少了，有的甚至因为没有晨勃而认为自己阳痿了，下面我们就来解答一下关于男性晨勃的问题。

1. 晨勃的定义

现代科学认为晨勃是指男性在清晨阴茎出现的自然勃起，一般男性进入青春期后，都会存在晨勃现象，是一种正常的生理现象。

2. 晨勃的原因

大多数男性可能都经历过晨勃减少的情况，究其原因有很多。

(1) 年龄：性成熟后，随着年龄的增长，晨勃次数逐渐频繁，持续时间也逐渐增长。30 岁后，随着年龄的增长，晨勃会逐渐减少。

(2) 疾病：很多疾病都会影响性功能及晨勃，

如高血压、糖尿病、腰椎间盘突出、冠心病、结核病、脊髓损伤、泌尿系统疾病等都会导致晨勃减少。

(3) 药物：如降高血压药物、降糖药物、镇静药物等，均能使晨勃频率降低。

(4) 精神因素：精神和情绪变化影响晨勃，如精神创伤、悲愤抑郁等能使晨勃明显减少，另外工作疲劳、精神疲惫也会影响晨勃。

(5) 睡眠：睡眠时间的充足与否、睡眠质量的好坏，都会不同程度地影响雄性激素分泌，从而对晨勃造成影响。

(6) 不良生活习惯：如过度抽烟、饮酒、作息时间不规律等也可影响晨勃。

随着男性每天的身体状况差异，晨勃所产生的变化也不尽一致。有时没有晨勃，有时晨勃硬度不够，都可能是正常的身体变化现象，不可仅凭短时间的晨勃情况来判断自己的性能力。同时过度忧虑，心理压力过大反而可能会影响勃起。

年轻人阳痿，心理压力大怎么办

很多年轻男性一旦怀疑自己患有阳痿，就会深受打击，从而加重心理负担。而这种心理负担会进一步导致焦虑、抑郁，这又会反过来加重阳痿，进入恶性循环，最后觉得救治无望，身陷囹圄。其实，对年轻男性来说，真正治不好的勃起功能障碍特别少，心理负担过重造成的影响有时候比器质性因素更严重。遇到这种问题，要及时找医生，不要憋在心里给自己造成更大的心理压力，通过科学的心理行为训练和疏导，是完全有可能根治的。

做包皮手术会导致阳痿吗

正规的包皮手术是不会影响勃起功能的，且包皮手术术后能够有效减少包皮龟头炎的患病率。要知道长期反复的炎症刺激，有使你变成"快枪手"的可能性。其实只要在手术过程中没有伤到神经，没有切断系带，就不会影响勃起功能。需要注意的是，和自己未来幸福相关的手术，还是要去正规医院做哦。

阳痿能自行恢复吗

"阳痿"又称"勃起功能障碍"，一般分为功能性和器质性两种。针对功能性的勃起功能障碍，由于阴茎本身并没有病变，一般通过性感集中训练等方法是可以恢复正常勃起的。但是对于由器质性病变，如血管或者神经病变造成的器质性勃起功能障碍，通常不会自行恢复，需要药物治疗才会有所改善，甚至部分重度勃起功能障碍患者需要进行手术治疗。

功能性阳痿和器质性阳痿的治疗

不管是功能性阳痿还是器质性阳痿，吃药效果都好吗？这就要看服用的是什么药了。如果是因为焦虑抑郁原因引起的阳痿，服用抗焦虑抑郁的药物效果比较好；如果是血管问题，可以服用一些扩张血管的药。归根结底，要找到阳痿背后的"真凶"，针对病因治疗，才会行之有效。不建议患者自己随便用药，如果不针对病因治疗，效果可能会事与愿违，甚至加重病情。

治疗阳痿，吃药好还是物理治疗好

临床上，除了药物治疗阳痿外，物理治疗的方法也有不少，比如真空勃起装置、低能量体外冲击波治疗、中医针灸理疗等。在治疗阳痿时，需要根据患者的实际情况进行选择。很多时候，将物理治疗和药物治疗配合使用，会事半功倍。

阳痿的最佳治疗方法是什么

引起阳痿的原因较多，对因治疗才是治疗阳痿最好的方法。如果是由心理因素引起，应该进行心理调节，必要时可以求助心理医生。如果是因为泌

丁丁的崛起

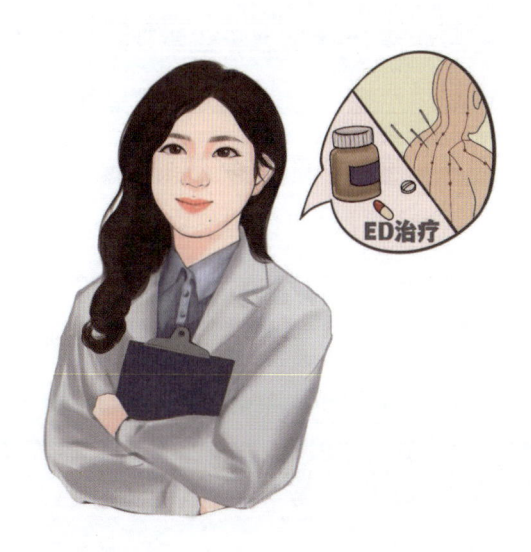

尿生殖系统感染，应该及时使用抗生素进行治疗。如果是阴茎静脉漏而引起的阳痿，就要考虑手术治疗。出现阳痿症状，只有尽早去正规医院诊断，才能采取最佳治疗方法，千万不要因为害羞耽误治疗哦。

遗精会导致丁丁立不起来吗

遗精与丁丁起立（阴茎勃起）之间没有必然联系。健康未婚男子在没有主动排精的情况下，每月遗精 2~3 次属于正常现象。超过这一频率，可能与生殖泌尿器官炎症或某些生活习惯有关，如穿紧身裤、夜间睡眠局部太热、白天过度劳累等，经治疗是可以缓解的。所以，拒绝紧身裤，给丁丁宽松舒适的环境，因为丁丁不喜欢被拘束。

"不行"的人，常常陷入几种误区

门诊中，我们常遇到很多从来没有过性生活的男性来治疗阳痿。问起原因，大部分是说自己手淫时无法正常勃起，或者是勃起硬度不够，甚至有的人觉得自己没有晨勃也是患上了阳痿。由于常见性知识的缺乏导致很多人走进阳痿的误区，没有调整好心态，情绪低落，进而导致心因性阳痿。

阳痿，又称勃起功能障碍（ED），是指持续不能达到或维持足够的勃起以完成满意的性生活，且病程持续 3 个月以上者。这里有 2 个关键词，"性生活"与"3个月",也就是说时间不足3个月,或者从来没有过性生活的,不属于阳痿的范畴。

另外,男性在自我判断阳痿时还很容易陷入以下几种误区。

(1) 把婚后初期的几次同房失败当作阳痿。这种情况颇为多见,原因是违背了配偶之间开始性生活后必须有2~3个月磨合期的原则。新婚伊始,尤其新婚之夜,过于兴奋、劳累,甚至酒醉;或因新婚阶段夫妇之间欠缺配合,引起一时勃起功能不佳。也有个别新婚夫妇房事不佳,是由于婚前偷尝过禁果,当时在摸索、尝试、紧张、害怕等复杂心情下行事,失败率高,于是在脑海中留下自己性能力不济的阴影。这种情况更应在婚后房事中有一个调适的阶段。

(2) 把不能引起女方情欲高潮及快感视为阳痿。其实只要男方能勃起与进入,顺利通过性交动作完成射精及达到高潮,就不是阳痿。男女性功能特点之一即"男快女慢",所以男方已射精,女方尚未进入性高潮,这是一种生理现象,可以认为是性生活不够和谐，但不应认为是阳痿。

(3) 以平时阴茎勃起反应不明显为阳痿。有不少青少年询问：以前在看了某些带有色情内容的影视书刊图片，或者纵情于某种性幻想时，阴茎会自然勃起，但是现在这种反应减弱了，是不是得了阳痿？并不是。答案很简单：由于没有来自配偶完整的性刺激，包括视、听、触、嗅等各方面性刺激，也就没有真正的性交实践，单凭阴茎勃起与否，是不能作为阳痿诊断标准的。

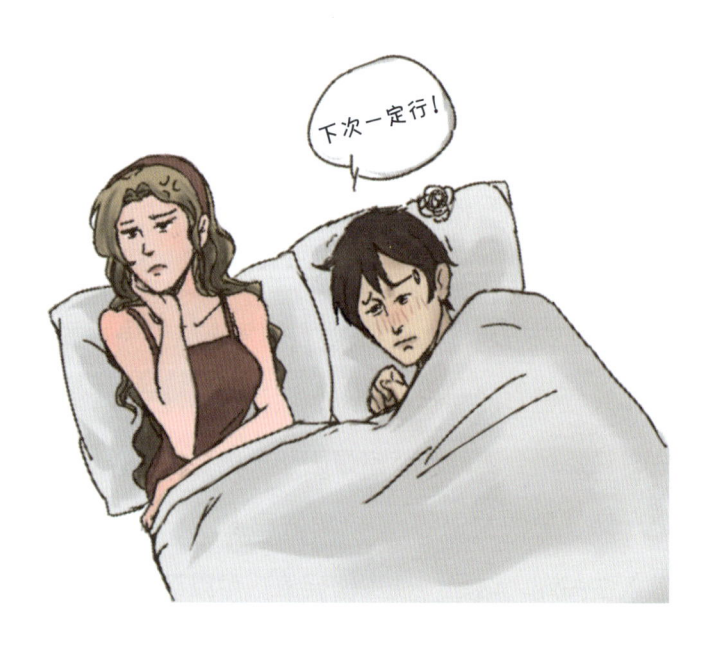

吸烟或是"不行"的诱因

很多读者应该都知道，部分国家为了减少公民吸烟，在烟盒上印有"吸烟可致阳痿"的标语。那这到底是真的呢，还是夸大其词、危言耸听呢？

我就此采访过我的朋友老王，老王回答："吸烟不利于人类的健康我知道，毕竟我每天吸烟的时候我们国家的烟盒上都印着呢，但是可以导致阳痿，可能言过其实了吧，毕竟我现在也还硬朗着。"

不光是老王，我想很多人都对此持怀疑态度，下面我们就来进一步的探讨一下。

近年来勃起功能障碍（ED）发病率不断上升。一项在15—60岁我国男性中进行的调查显示，自我报告及评分判断的 ED 患病率分别为 12.0% 和 17.1%。更进一步的研究发现，吸烟者发生 ED 的风险是不吸烟者的 1.5 倍，其影响甚至高于肥胖和高血压病。

在我国 ED 患者中，近 1/4 的 ED 发病可归因于吸烟，并且吸烟者的吸烟量越大、吸烟年限越长，ED 的发病风险越高。每日吸烟 1～10 支、11～20 支和大于 20 支者患 ED 的风险分别为不吸烟者的 1.27 倍、1.45 倍和 1.65 倍。此外研究还发现，在患有糖尿病的男性中，吸烟者发生 ED 的风险更高，达不吸烟者的 3.29 倍。

由此可见，吸烟导致阳痿并非危言耸听。那么吸烟又是如何导致阳痿的呢？

研究表明，吸烟可以从以下方面导致阳痿。

(1) 急性途径：烟草中的尼古丁会直接刺激人体交感神经分泌肾上腺素和去甲肾上腺素，使阴茎的海绵体收缩，导致阴茎无法充分勃起。

(2) 慢性途径：①长期吸烟可以使阴茎的动脉发生硬化或狭窄，从而显著减少对阴茎的血液供应，吸烟还可引起血液的黏稠度增加。②吸烟可让交感神经分泌肾上腺素和去甲肾上腺素，造成阴茎勃起障碍的同时，还可使一氧化氮（一种能促进阴茎勃起的物质）含量明显减少。③吸烟导致雄激素分泌减少。烟草中的毒性物质可以破坏睾丸内的间质细胞，间质细胞的主要职能为制造和分泌雄激素，而雄激素是男人性欲望和性能力的驱动因素。

不仅如此，据国家癌症中心数据显示，25%的癌症死亡与吸烟有关。

国家癌症中心主任、中国医学科学院肿瘤医院院长赫捷院士曾表示，现在肺癌是我国发病率第一位的癌症。2015年，我国肺癌发生者约73万，其中42.7%归因于吸烟。42.7%指的是权重，并不是说100名癌症患者里，40人的癌症跟抽烟有关，其

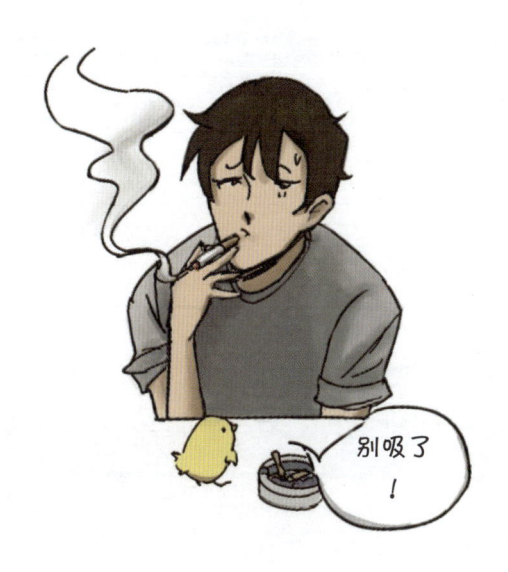

他 60 人没关系。而是指总体在肿瘤发生的影响因素上，吸烟权重是最高的、第一位的。目前，癌症已成为中国居民首要的死亡原因，其中 25% 左右的癌症死亡与吸烟有关。

看到这里，我劝各位放下手中的香烟，拥抱"性"福和健康的人生吧。

都是糖尿病惹的祸

老王 35 岁左右，1 米 68 的个头，体重却足足有 80 公斤。半年前单位体检，查出血糖较高，由于没有明显的症状，加上工作比较忙，所以一直没有进行系统的治疗。

最近，老王在夫妻生活中慢慢表现出力不从心，开始老王以为是因为自己工作累导致。但就在前两天，他在妻子的爱抚下都没能够"硬起来"，这让老王彻底慌了神。男人硬不起来，可不是一件小事。

妻子怀疑老王在外面有了人，对自己提不起

"性趣"，夫妻感情受到了影响。老王百口莫辩，自己也不知道到底哪里出了问题，这才意识到严重性，下定决心来医院检查。医生给出的诊断是糖尿病性勃起功能障碍（DMED）。

糖尿病可以损害血管及神经，导致各种各样的并发症，如心脑血管疾病、肾脏病变、视网膜病变、神经病变、糖尿病足等，但是糖尿病怎么就和阴茎勃起功能障碍（ED）扯上关系了呢？

我们先简单了解一下阴茎勃起的生理过程。勃起是男性受到性刺激后阴茎海绵体发生的充血反应。正常男性性功能的维持有赖于"下丘脑－垂体－性腺"内分泌轴和神经、血管及心理等各方面的和谐统一。而糖尿病通过损伤神经（主要是自主神经和感觉神经）和血管功能，引起器质性勃起功能障碍。此外，出于对糖尿病并发症的恐惧以及对性生活引起血糖波动的担忧，导致心理性勃起功能障碍。换句话说，糖尿病性勃起功能障碍既有器质性因素，又有心理因素，是两者相互作用的结果。

(1) 血管病变：长期高血糖会损害周围血管，导致血管内皮损伤、弹性减退，海绵体动脉血流供应减少，从而引起阴茎勃起功能障碍。

(2) 神经病变：周围神经和自主神经在调节阴茎勃起的过程中起着重要的作用，前者负责刺激信号的接收和传递，后者负责调节血管舒缩。长期高血糖导致周围神经、自主神经以及周围动脉血管发生一系列病变，引起阴茎勃起功能障碍。

(3) 心理因素：由于对并发症的恐惧、经济上的巨大压力、长期控制饮食以及终身用药带来的种种不便，使得不少患者背负着巨大的思想压力。许多患者都存在不同程度的焦虑和抑郁症状，这些心理问题同样会导致性功能障碍。

(4) 内分泌异常：糖尿病可引起雄性激素水平下降，而雄性激素在维持性欲上具有重要作用。

经过医生一番解释，老王总算是明白了。糖尿病不仅会对男性勃起作用较大的血管和神经造成损害，还会使雄性激素分泌减少，并且糖尿病造成的经济生活压力和心理上的担忧也会导致心因性的阳痿。

虽然道理是明白了，但是老王的心又悬着了，既然糖尿病对勃起产生了这么大的消极影响，那么治疗起来也肯定比较困难吧？

这个答案还真不一定，因为治疗 DMED 的首要措施就是控制好血糖，如果不能够遵守医嘱，严格执行糖尿病饮食的话，治疗上会存在一些困难。

在控制好血糖的情况下，我们还需要配合一定的药物治疗。临床上治疗此类病症的药物种类有 5 型磷酸二酯酶抑制药（一线用药，他达拉非等）、α 受体拮抗药（前列地尔等）、营养神经药物（维生素 B_1 等）和雄激素等。另外，中药和针灸等中医特色疗法（行针灸时需密切关注血糖情况），在男性病的治疗上也有着非常好的效果。

老王听到医生给出的解答，心中的疑虑消了大半，拿到药就回家了。经过 3 个多月的治疗调养，老王兴冲冲地来到门诊向医生报喜：自己已经恢复了往日的雄风！

焦虑、抑郁与性功能障碍

性功能障碍是男性常见疾病，病因复杂，同时也是许多其他疾病常见的并发症。其主要包括勃起功能障碍、性欲减退、射精障碍和早泄等，而其中早泄（PE）和勃起功能障碍（ED）客观性较强，故而常被用来评估男性的性功能状况。调查发现性功能障碍患者普遍存在严重的心理负担，长期的失败经历导致患者产生焦虑不安、抑郁等不良情绪，而这些情绪又反过来严重影响患者的身心健康和治疗效果。

一项调查结果表明，1166例PE患者的焦虑自评量表（SAS）、抑郁自评量表（SDS）评分分别为43.87±10.53、44.05±9.81，有焦虑症状者341例（29.2%），有抑郁症状者217例（18.6%），同时存在两种症状者105例（9.0%），表明PE患者普遍存在焦虑、抑郁情绪。同时，调查还发现慢性前列腺炎（CP）伴性功能下降组焦虑、抑郁、焦虑合并抑郁的检出率分别为27.1%、26.5%、16.2%，较不伴性功能下降组明显增高。将精神障碍与性功能下降关系做多因素 Logistic 回归分析，结果表明，性功能障碍为焦虑和抑郁的危险因素，且在控制了其他变量后仍为危险因素。

另外，有学者对国内 630 例男性 ED 的原因进行了分析，发现心理因素引起者占 79.8%，认为其可能与国内大部分家庭受传统思想束缚的性教育有关。性教育的缺乏和性无知是男性心理性 ED 形成的重要条件。它一方面阻碍了男性性健康意识的形成和提高，另一方面则成为导致其性心理障碍和性功能障碍的始动因素。

以上都表明，抑郁、焦虑、紧张、不安等精神因素是导致 PE 和 ED 的主要因素。有研究者提出交感神经在射精中起着关键的作用，而焦虑等精神因素可提高交感神经的活动，导致阴茎神经射精阈值降低从而发生早泄。后来的研究进一步证明了心理压力、忧郁等精神因素与人体内分泌和免疫系统之间的必然联系影响男性的生殖内分泌及生殖系统的免疫功能，使患者自主神经系统功能亢进，导致性功能障碍。

性功能障碍患者要缓解紧张、焦虑及抑郁的情绪，转移对疾病过度的注意力，保持良好的心态和信心；同时应与配偶多交流沟通，减少来自家庭和社会的压力。只有心理治疗和药物治疗配合，才能更好地提升自信和临床疗效。

插入障碍：容易被忽视的性功能疾病

你的性生活总是很顺利吗？

最近遇到一位患者，他说自己平常勃起硬度完全没有问题，且可以勃起较长时间，但就是无法正常插入，导致很久没有性生活。这种情况就是典型的插入障碍。

插入障碍是指男子性欲正常，在接受性刺激后，阴茎能充分勃起，且能维持较长时间的勃起状态，女方阴道通畅，但在尝试性交时，阴茎不能插入女方阴道，时程超过 1 个月。其属于性功能障碍的一种，但常会被误诊为勃起功能障碍而被忽视。

下面我们来了解一下插入障碍。

1. 导致插入障碍的男方因素

(1) 性教育缺乏。部分父母传统观念较重,对孩子较为严格,只顾学习,谈性色变。

(2) 性知识不足。第一次时,由于兴奋、激动,加之十分迫切,却找不到阴道口的位置,不知道插入的正确角度和方向,从而产生插入障碍。这种一般通过学习和锻炼可以完成自我调节。

(3) 性格比较内向。

(4) 过于怜香惜玉,只要伴侣表现出不适,立马停下自己的动作。

(5) 失败次数过多,带给男方太大的心理负担,从而逃避性生活。

(6) 隐匿性阴茎、骨盆畸形、尿道下裂、蹼状阴茎等病理因素都可能导致男性插入障碍。

2. 导致插入障碍的女方因素

(1) 性教育缺乏,认为性交是肮脏的。

(2) 性交时过于紧张,阴道痉挛或由于看见粗大的阴茎，产生害怕情绪。

(3) 有洁癖。

(4) 怕疼。

(5) 未进行充分的前戏、女性尚未做好准备、阴道没有充分润滑造成阴茎进入困难等。

3. 治疗方法

(1) 认真学习性知识，了解男女性器官解剖学上的不同，了解各种性交的体位，可以通过图片资料或视频进行学习，但是要注意节制。

(2) 相互理解，发生插入障碍时，不责备任何一方，要共同克服困难，性并不只是性交。

(3) 加强语言和感情的交流，建立亲昵的夫妻关系，一个幽默的眼神，一个亲昵的动作或眼神就可唤起兴奋感。

(4) 增加前戏的时间，不要过于急切，加强肌肤的接触，相互抚摸。开始的时候可以不脱衣服，从头、脸、上肢开始慢慢抚摸，当没有抵抗情绪的时候可以进行裸体训练。先接触生殖器以外的敏感部位，比如大腿内侧、腰部、胸部、嘴唇等，产生舒适感和兴奋感后慢慢接触生殖器，当找到阴道入口，可以先插入一根手指，当妻子能接受两根手指后，就可以慢慢插入。

(5) 性生活前可以适当使用一些情趣用品，以增加双方的兴奋度。如沐浴后可以适当地喷洒香水。

周青教授香蕉课堂

插入障碍并不是一个无法治愈的疾病，多数情况下与心理因素有关，所以男女双方都需要保持一个良好的心态，适当加强性知识的储备。

丁丁的成长

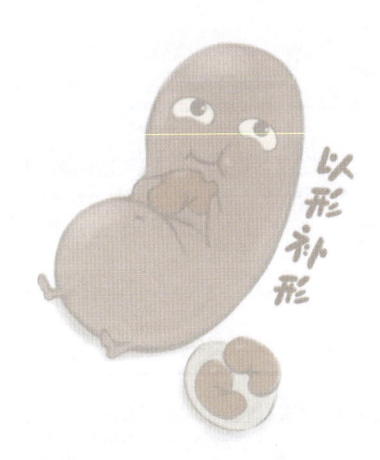

以形补形

喝可乐会让精子质量下降吗

可乐为风靡全球的饮品,网友戏称为"肥宅快乐水"。这是由于当冰冷的气泡冲击喉咙的那一刻,二氧化碳从液体中释放,产生强烈刺激感,促使大脑释放出更多的多巴胺,从而感受到快乐。

关于可乐杀精的说法,最早源于南美洲。当时人们为了避孕,在房事后用可乐冲洗,但其效果微乎其微。可乐确实可以杀精,但前提是要把精子泡在可乐里。曾有学者做过研究,在常见的液体中,对精子的直接杀伤力排名依次为酒精、纯净水、咖啡、可乐、生理盐水。可乐中主要含有咖啡因、高糖及磷酸盐,这些成分进入人体后经分解、代谢排出体外,对精子的杀伤力很低。但如果每天大量喝可乐,则可能会导致肥胖,进而影响人体骨骼健康和内分泌系统的稳定,最终影响精子质量。肥宅水虽好,可不能贪杯哦!

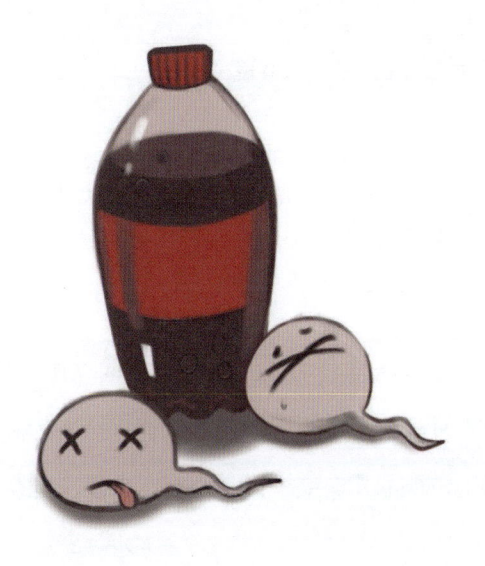

想壮阳需要补肾吗

就现代医学角度而言，肾脏仅仅是一个器官，属于泌尿系统里帮助身体过滤多余毒素的器官，它的功能基本止于此。"肾脏"与"房事"之间，在现代医学中是没有直接联系的。而在中医学范畴中，肾与大小便、生殖、性功能等都有联系，且肾内蕴藏人体阴阳。所以，中医学认为肾阳虚的患者通过壮阳是可以补肾的。

韭菜真的可以壮阳吗

问：每次吃烧烤，总有几个男性朋友点韭菜，嘴里还说着韭菜壮阳，好好补补之类的话。韭菜真的可以壮阳吗？

答：其实韭菜并不壮阳，连营养成分都很普通。目前并没有研究表明韭菜有提高性能力的功效，如果想通过它来"助性"，恐怕要让你失望了。

吃生蚝可以壮阳吗

问：既然吃韭菜是不能壮阳的，那么每次烧烤必点的生蚝可以壮阳吗？

答：生蚝中含有丰富的锌、氨基酸及其他微量元素，有利于男性生殖健康及性功能，同时还有改善疲劳的作用，所以，吃生蚝是可以壮阳的。但是生蚝不宜吃过多，因为生蚝中有较多的胆固醇，不易消化，所以每天1～2个就足够了，吃多了反而会适得其反。

吃"腰子"能补肾吗

问：民间有"吃什么补什么"说法，也就是中医学常说的"以形补形"。那肾功能不好，可以吃"腰子"补肾吗？

答：目前"腰子"补肾的实际效果并未经过严谨的科学研究验证。现代医学所讲的"肾功能"和中医学的"补肾"，关系并不密切。且"腰子"不仅胆固醇高，还含有重金属物质，过多食用对人体的肾脏、肝脏和生殖功能都有一定损害，还可能会造成精子数目减少，受精卵不易着床，进而导致不孕不育。

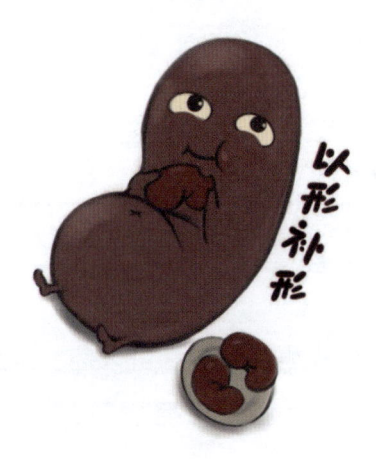

问：那如果是中医学讲的"肾虚"呢？

答：中医学上的肾虚，分肾阴虚、肾阳虚，若是肾阴虚，进食大量的"腰子"引火助阳，反而会使阴虚加重，故不宜随意或过多进补。

便宜好用的男科常用药物

男科便宜又好用的药物总结，男性一定要收藏。

1. 高锰酸钾溶液外洗，可以治疗龟头炎，3天就能见效。

2. 左卡尼汀口服溶液，可以提高精子的质量，改善生育能力。

3. 枸橼酸西地那非和他达拉非，勃起功能障碍的患者可以服用，疗效显著。

4. 盐酸达泊西汀，对于早泄患者延长时间，效果较好。

5. 十一酸睾酮软胶囊，可以增加雄激素水平，改善功能减退的问题。

各种小药丸，你知道怎么吃吗

针对男性障碍，有很多有效的小药丸可以吃，下面来给大家科普一下常见小药丸及其作用。

1. 西地那非：针对勃起功能障碍，30～120分钟达到血浆峰浓度，服用后30～120分钟效果最好，可以维持4小时以上，24小时就会代谢掉。

2. 他达拉非：针对男性勃起功能障碍以及勃起功能障碍合并良性前列腺增生，至少在性生活前30分钟服用，维持时间可达36小时。

3. 伐地那非：在较短时间内，同房前25～60分钟服用，并且可以维持3～5小时。

4. 达泊西汀：不想过早缴械的朋友们可以服用此药，其作用是延长性交时间。

周青教授香蕉课堂

这几种药物一定要在医生的指导下服用！

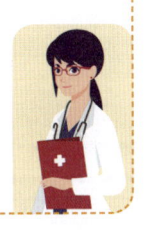

"万艾可"还能治疗早泄

针对某些同房时间短的患者,医师给他们开治疗勃起功能障碍的"万艾可"(枸橼酸西地那非片,俗称"伟哥"),这是怎么回事呢?

其实国内外都有"万艾可"类药物治疗早泄的相关报道。目前作用机制并未明确,研究显示其可能通过中枢和外周作用影响射精功能,通过延长勃起持续时间,来增加自信以及射精控制的感觉和整体"性"满意度。

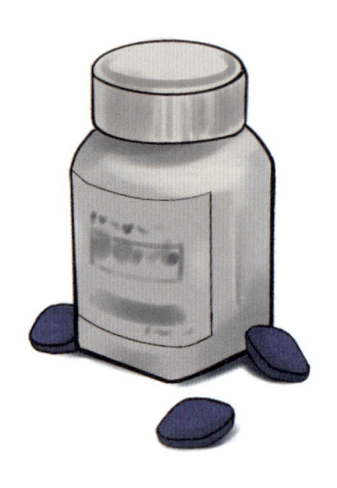

服用"万艾可"后还是硬不起来怎么办

服用"万艾可"需要注意服药时间,西地那非(万艾可、金戈)同房1小时之前服用;他达那非(希爱力)至少同房30分钟之前服用。

"万艾可"有没有依赖性

"万艾可"是血管性药物,不作用于神经,所以没有依赖性。服用方法是在性生活1小时前按需服用,随时停药。每天最多服用1次,没有性刺激时,"万艾可"不起作用。

哪些人不适合吃"万艾可"

不是所有人都适合服用"万艾可"。①正在服用硝酸酯类药物的人群属绝对禁忌,常见的硝酸酯类药如硝酸甘油和单硝酸异山梨酯。②心脏病、高血压人群也应谨慎服用。

"万艾可"一片只需要2元钱,是真的吗

是真的,但不是给男科用的,用于肺动脉高压患者和部分先天性心脏病患者的治疗,这部分患者需要长期服用"万艾可",花销特别大。

服用"万艾可"后可以喝酒吗

喝酒会加大"万艾可"的副作用,如头晕头痛等,不建议吃药的同时喝酒。

"万艾可"可以增强性欲吗

不能,"万艾可"这个药,只能帮你改善硬度,不能增强性欲。

"万艾可"会影响备育吗

目前没有临床研究表明"万艾可"类药物(希

爱力、万艾可）会对精子质量和胎儿生长发育造成不良影响。

假如仍然不放心，我们可以来了解下相关知识：万艾可的半衰期较短，4 小时左右，药物经过 5 个半衰期后，体内血药浓度不到 3%。也就是说，停药后 1~2 天，就已经绝对安全；希爱力的半衰期为 17.5 小时，停药 1 周，也绝对安全。

被误解的"万艾可"

"第一次的时候我真的好紧张，以前从来没有过这方面的经验，但是我们已经走到那一步了，就是那种水到渠成的感觉，但是我没有硬起来。后来我感觉每次和她见面都怪怪的，感觉自己像是犯了错的孩子。我不敢再去尝试，甚至有些怕和她约会，但我是真的在乎她，我怕她对我再一次失望。再后来，一次偶然的机会，我看到一些美女图片和视频，便有了反应，'一柱擎天'（阴茎勃起），也让我重新有胆量去尝试。我精心策划，全心投入，准备给她一个惊喜。但是我又没有硬起来。我彻底泄气了,没有勇气再去面对她,我感觉我们之间的距离越来越远,终于,我主动提出了分手,我像一只被阉了的公鸡,再也没有尝试过找女朋友。"

小伟告诉我,他曾经是一名心因性阳痿患者,而拯救他的,除了心理疏导外,还有一种蓝色小药丸——"万艾可"。

其实小伟的经历并不是个例。2017 年首都医科大学的研究人员收集了 25 篇男性勃起障碍调查数据,对我国大陆 18—82 岁的 48 254 名男性,进行了综合数据分析。结果发现,患有勃起功能障碍的人群竟然达到了 49.69%。

如果你认为这个数据虚高的话,那再看看比较保守的数据。世界卫生组织(WHO)2013 年的统计数据显示,全球患有勃起功能障碍的男性约 10%。按照全国男性人口总数 7.11 亿推算,我国患有勃起功能障碍的人口总数也有 7000 多万。

虽然这个神奇的蓝色小药丸,使得青霉素和避孕药都黯然失色,并一举成为"20 世纪最受关注的药物"，但并没有因此打开中国市场。

2000年7月，万艾可正式进入中国市场。在美国首战告捷（1998年3月27日美国上市）之后，制药公司对万艾可在中国的市场前景期望颇高。

然而，现实却出乎意料的惨淡。数据显示，1998—2004年，全球共开出了1.7亿张万艾可处方，其中在中国开具的只有150万，且中国患者的服用剂量也明显小于美国。

这是因为大家都坚信"万艾可"有副作用，会产生依赖，甚至使人成瘾。同时我国的性解放程度较低，保守教育，"谈性色变"，都是"万艾可"在我国受到阻力的原因。

小伟曾经就"万艾可"探过身边朋友的口风，大家一致这么认为。

"我听说万艾可的第一个广告代言人是1996年的总统候选人，这在中国是无法想象的事情，没有人愿意告诉别人自己阳痿。但其实，阳痿应该像妇科病一样常见，不应该受到不公平待遇，万艾可也是。

我查资料发现，西地那非不是精神药品，不会使人成瘾，更加不会改变性激素水平，也不会诱发性欲。它只是让男性在性欲刺激下更容易勃起而已，相反，没有性欲的刺激，吃了万艾可也不会勃起。

该药的副作用是在我的耐受范围之内的，我曾经尝试过 100 毫克（首次推荐剂量为 50 毫克），半小时后感觉头有点晕，但是很轻微，完全可以承受。并且在之后的性交中，我感觉自己非常棒，身体非常好使，你们应该懂随心所欲的感觉。

因为我是心因性阳痿，而它给了我自信。即使停药后，我也完全没有问题了。我觉得它（西地那非）真的很棒，不应该被人误解。

我最近看了英剧《性教育》，里面的主角 Otis 虽然还是一名高中生，但是他已经在校园内开办'性爱诊所'了，专门解决校园内的青春期性的问题。在中国，也许性解放可以慢一点，但是性教育真的已经是刻不容缓了。"

周青教授香蕉课堂

现在市场上与"万艾可"同机制的药物非常多,比如希爱力等,如果发现自身有 ED 的倾向,在专业男科医生处就诊咨询才是正确的方法。不仅心脏病、高血压、青光眼等禁忌证人群不宜服用"万艾可",自身随意滥用也同样存在风险。

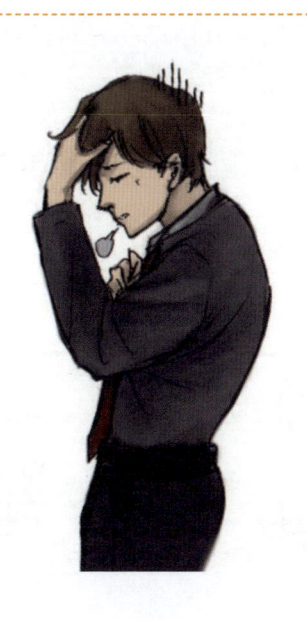

你知道"万艾可"怎么用吗

目前在男性疾病中,阳痿一病得到男性的广泛关注,而曾一度被传为"春药"的"万艾可",作为治疗男性勃起功能障碍的"神药",也随着男性对性功能的关注而逐渐被广大人民群众所熟知。

不过,你真的知道"万艾可"家族吗?你知道如何服用这些药物吗?

1. 三种"那非"

"万艾可"家族目前有三种药物,分别为西地那非、他达拉非、伐地那非。这三种药物,虽然都属于 5 型磷酸二酯酶抑制药,但服用的剂量和服用时间是不同的,其持续时间也相差甚远。因此,在

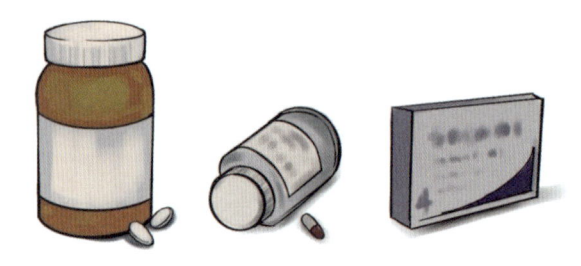

服用前，务必需要了解其服用方法，若不按其药物代谢规律进行服用，是无法发挥其效用的。

2. 药物服用注意

(1) 西地那非：也就是我们常说的"蓝色小药丸"，推荐剂量为 50 毫克，属于半衰期最短的品种。其达到最大血药浓度只需要 0.5～2 小时，半衰期 4 小时，因此，若是在准备进行性生活前大约 1 小时服用，加上适当的前戏，可发挥较好的效果，属于较为短效的药品。

(2) 伐地那非：在国内并不是很出名，而且用得比较少，也属于短效药品。治疗量为 10 毫克，服用后最快 15 分钟便可达到最大血药浓度，半衰期为 3.9 小时，与西地那非的持续时间差不多，在同房前 25～60 分钟服用。

(3) 他达拉非：是目前最常用的药物，因为它是这三者之中唯一一个长效药品。按需服用时，推荐剂量为 10 毫克，达到最大血药浓度的时间为 0.5～6 小时，半衰期为 17.5 小时，而其有效浓度的维持时间为 36 小时，也就是说，吃 1 粒可以顶 1 天半。

他达拉非的服用时间也是有一定讲究的。如果当天计划要进行性生活，可考虑在行房之前 2～3 小时服用，效果较为不错；若是临阵磨枪，则效用会打折扣。因此，在服用他达拉非时还是需要注意的。它的起效时间虽然没有西地那非和伐地那非快，但胜在持久，故在治疗期间，服用他达拉非性价比较高。

虽然这三个品种各有特色，但在使用上也并非一成不变，故应当了解它们的副作用和根据自身的性交频率、个人期望及医生的判断来服用，灵活服用，随机应变，方可达到相对满意的效果。

"万艾可"的前世今生

1998 年是对医学中血液循环领域有着重要意义的一年。这一年发生了两件与人体血液流通有关的大事件，虽然是在两个截然不同的器官当中。其中一件是三位美国科学家因发现一氧化氮在心血管中的信号分子作用而荣获诺贝尔奖。虽然诺贝尔奖的颁发都是在科学成果被确认多年之后的事情，但是这三位科学家的研究成果很早就已经在医学界发表并引起了轰动。以他们的发现为指导，许多制药公司从那时开始研究药物在人体内生成一氧化氮并帮助心血管病患者与病魔战斗的药物。其中有一款药物在这个理论的指导下，误打误撞地变成了"20世纪送给21世纪最好的遗产"。

1985年初夏的一个晚上，辉瑞制药的心血管药物专家伊安·奥斯特洛离开了会议室。他的文件夹里有几份论文，是他的助手刚刚从医学杂志上发现的关于心血管治疗的新思路。这些医学论文发现，一氧化氮对血管的平滑肌具有扩张作用，能够帮助心血管疾病的患者保持血管的活性。而得知消息的各大制药公司都在思考如何提高体内的一氧化氮作用水平，使得血管更为舒张，以降低心血管疾病的风险。

奥斯特洛和他的研究小组在多日讨论之后决定辉瑞制药也必须跟进这个最新的科研成果。随后更多的论文也纷至沓来,其中有一些研究者发现,人体内一种5型磷酸二酯酶会抑制一氧化氮的作用。也就是说如果有一种药物能够把这种酶的活性降低,那么一氧化氮就可以在体内自由发挥作用了。

1986年开始,这个项目正式在公司内上马,奥斯特洛带着他的心血管研究团队,进入了夜以继日的工作中。不久,他们就筛选出了一种枸橼酸盐,能针对5型磷酸二酯酶发生抑制作用。他们将这种药命名为西地那非,对它的效果寄予厚望。和所有药物一样,在上市前都必须进入严格的三期临床试验。三期试验分别有不同的目的:第一期主要是测试药物是否会对人体产生不良反应并且弄清楚药物在人体内吸收、分布、排泄的过程;第二期测试的是药物对于相应患者的治疗作用和安全性;第三期进一步确认药物对于患者的治疗作用和安全性,此期一般采用患者和实验者都不知情的"双盲测试",通过这一期的药品基本就可以上市了。虽然在药品上市之后,还有一个第四期临床试验,但是此时医生已经可以在自己的处方单上开出这种新药,并且对这种药在广大患者身上的不良反应和治疗效果做出统计。

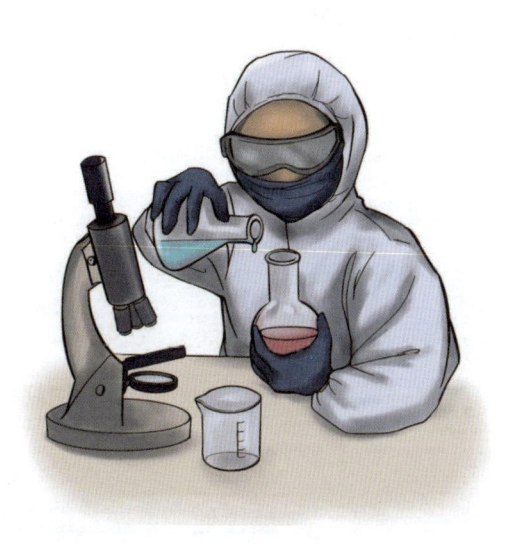

1991 年，经过 5 年的筹备，西地那非获准进入临床测试。奥斯特洛和他的实验人员都对自己的新药感到自豪，并自信地看着一批批受试者领取药物并服下。

第一期临床测试很成功，测试人员弄清楚了药物在人体内的流转过程，并且发现西地那非对人体没有很严重的副作用。奥斯特洛这时候在心里偷偷松了一口气，因为有众多效果良好的新药，往往

"死"在第一期的安全性测试上。现在这款药已经通过了第一期测试,接下来就看治疗效果了。这时研究人员发现了一个有趣的现象,那就是很多男性被试者不愿意退还吃剩的药物。但是研究人员并没有把这事放在心上,只是在背地里有一些嘀咕。接着,他们又发现部分被试者在服药之后接受检查时莫名地勃起了。这可真是一件尴尬极了的事儿(想象一下一位男医生帮你检查心跳、呼吸等基本参数时,你的那物轻轻昂起头来的场景)。两相联系,研究者发现了这两件事之间的联系。恐怕就是因为服药之后男性会勃起,才使得他们不愿意退回剩下的药物。一问之下,许多被试者承认,西地那非对于他们的性生活起到了神奇的效果。

这个现象反映到了奥斯特洛处,他只是一笑置之。可是接下来的事情就有些急转直下。

顺利通过第一期试验的西地那非在第二期试验中表现平平,甚至有些糟糕。一款药物如果有了安全性却没有治愈能力,那跟吃安慰剂也没有什么区别。微调配方仍然起不到任何的效果,看来这款大有希望的新药就要夭折在摇篮里了。研究人员对此很不服气,却也非常困扰。西地那非对于5型磷酸二酯酶的抑制作用是在实验室里无数次重复证明了的,为什么在适应证患者的身上却起不到什么效果呢?他们为此进入了紧张的实验环节,希望找出西地那非理论有效、实际无效的原因。很快,原因就被找了出来,还是因为5型磷酸二酯酶。它的确对于一氧化氮的活性有抑制作用,但不是在全身范围内,而是富集在男性生殖器的海绵体当中。也就是说,西地那非对于血管的舒张作用是真实的,但并不是在心血管附近,而是在男性阴茎当中。

这下研究小组可就陷入了苦战。药物对于治愈目标没有很好的作用,也就没有必要进行第三期测试了。对于制药公司来说,研制一款药物是旷日持久的战役,开发组需要从成千上万的化合物当中筛选出可能有用的药物,这当中的花费更是不计其数。从小组负责人奥斯特洛的角度来说,他当然希望筛选出来的药物过关并上市的越多越好。苦思冥想之下,他想起了第一期测试的时候那个无伤大雅的副作用，结合第二期测试失败的研究报告，奥斯特洛此时计上心来：把西地那非做成壮阳药不就解决问题了吗？

于是新一轮的开发和临床试验重新启动，研究者这次把目光集中在了西地那非对于男性生殖器的影响上。有的观察者怀疑，西地那非对于海绵体勃起的促进作用是因为人吃了药之后的心理暗示造成的。但这种怀疑很快被消除，因为这款药在 1996 年通过了医药学界最重要的"大样本随机双盲测试"，实验结果证明它对于治疗性功能障碍的患者具有作用。这对奥斯特洛和辉瑞制药来说都是一个好消息，他们立刻给新药注册了专利，并且命名为"Viagra"。这是由两个英语词 vigor（活力）和 niagara（尼亚加拉瀑布）组成的人造词，其中的暗示想必你也看懂了。在中文里，这个有着双关的名字被一个声意兼备、短小精悍的词语"伟哥"代替。

在 1998 年，Viagra 通过了三期临床测试，不仅安全，而且有效，被美国 FDA 批准上市。万艾可进入中国，是 2000 年左右的事情。有统计结果显示中国 30—60 岁的中年男性中，有 6800 万人饱受性功能障碍的困扰。万艾可凭一己之力拯救了很多步入中年危机的家庭。

不仅是在中国，在全世界范围内万艾可也是非常受欢迎的一种药物。据统计，万艾可在 2014 年的全球销量达 18.8 亿美元，至今已有超过 2000 万男性试用。2014 年 5 月，辉瑞制药的专利保护到期，也就是说世界各地的制药厂都可以根据其注册专利的配方发行自己仿制的药物。和服装、电子产品中所谓的"仿制"不同，药品的仿制也必须经过三期临床测试，确定其安全性和有效性，否则无法上市。这些仿制药经过三期测试后倾入市场，虽然对"万艾可"本身造成影响，但是也增加了消费者的用药种类。

另外，由于"万艾可"的作用是促进局部血管扩张，增进血液流动，故有些运动员也在赛前服用万艾可，希望肌肉能够获得更多血液供能。

达泊西汀有依赖性吗

达泊西汀没有依赖性。达泊西汀作为治疗早泄的正规用药一般情况下是可以长期服用的，对于延长性生活时间有良好疗效。其最常见的不良反应是恶心、头痛、眩晕、腹泻、嗜睡，因此需在医生的指导下按需服用药物。达泊西汀服用24小时之后能够在人体快速清除，因每天服用药物蓄积很小，同时不会产生依赖性，所以不必太担心。

达泊西汀不管用怎么办

目前现代医学对于早泄病因仍未明确，但临床治疗方法多样。如果吃了达泊西汀药物后没有明显的效果，可以尝试采用其他方法进行治疗，如表面过于敏感者可以试用复方利多卡因乳膏。复方利多卡因乳膏作为一种常用局麻药物，安全性高，作用效果明显，起效较快，没有明显副作用和不良反应。使用方法为性交前30分钟左右将药物均匀涂抹于阴茎头和阴茎体部，注意包皮过长者应该把包皮充分上翻后再涂抹。性交前使用避孕套或用温水洗掉多余药物，避免药物在性交时进入阴道，导致女方阴道麻木而缺失性快感。第一次均匀涂抹薄薄的一层，根据这一次性交的感受来调整用量。如果太过敏感，下次性交涂抹稍加量；如果感觉麻木，影响勃起，下次就减量，因人、情况而异。通过规律和延长时间的射精，建立患者的自信心及降低阴茎敏感性，从而起到治疗效果。

达泊西汀是否有副作用

达泊西汀是治疗早泄的良药，具有半衰期短，吸收速度快的优点，服用前需要医生诊断是否适合使用。通常情况下，患者要在同房前 1~3 小时口服 1 片，初始剂量是 3 毫克，建议每天使用不超过 1 次。需要在服用 6 次后评估效果，如果效果和副作用都不明显，可以增量至 60 毫克。常见副作用包括恶心、头痛、眩晕、腹泻、嗜睡。另外，很多人担心其副作用大而不敢服用，但其实它的副作用仅少部分人群出现且症状因人而异，一般副作用也会随着药物服用时间推移通过代谢排出体外而消失。需要注意的是达泊西汀是处方药，不建议自行购买服用。

吃了达泊西汀后没有同房怎么办

达泊西汀一般建议在同房前按需服用，如果没有计划不必服用。如果服用后未进行同房也不必太过担心，因为达泊西汀在体内代谢速度很快，药物本身并不会产生严重副作用，即使产生副作用也仅为少部分人群且其症状因人而异。同时，一般副作用会随着药物服用时间推移代谢排泄出体外而消失，不会影响身体。

丁丁的自律

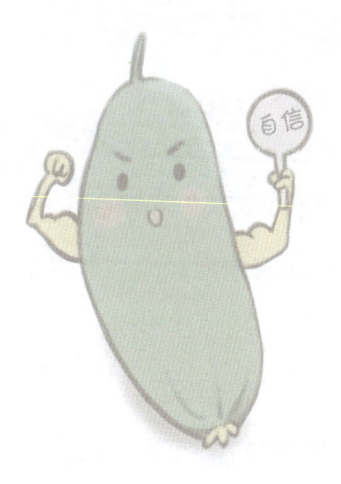

频繁自慰会影响性生活吗

自慰不是一种疾病，适度的自慰对身体并无伤害，还有一定的促进意义。但是，如果长期过度自慰，会导致射精中枢疲劳，从而对正常性生活所产生的性刺激无动于衷。另外，过度自慰会使泌尿系统长期处于充血状态，易造成局部抵抗力降低，可引起尿频、尿急、尿痛等问题。

频繁自慰会导致阳痿吗

一般情况下，有节制且手法正确的自慰是不会引起阳痿的。建议自慰频率控制在每周 1 次以内。手法要保证不会引起阴茎损伤，不要太用力、太快摩擦，因为长期频繁粗暴的手法，有可能损伤阴茎海绵体，进而影响勃起功能，导致阳痿。

所以，快点找个女朋友，结束自慰就没有这些困扰了哦。

自慰会导致早泄吗

在某个月黑风高的夜晚，小强正准备在厕所来一次轰轰烈烈、酣畅淋漓的自我释放活动（自慰），不知道哪根筋搭错了，他突然想起距自己第一次与"拇指姑娘"亲密接触至今已经过了10来年。然而10多年过去了，自己都是一个奔三的人了，还是一只单身狗。一想到这儿，小强内心的洪荒之力也就下去了一半。又想到这10多年里，自己与"拇指姑娘"进行了无数次的交锋、碰撞，并且为了逞一时之勇，每次交锋都是以迅雷不及掩耳之势解决战斗。最近几年，他明显感觉到自己与"拇指姑娘"交锋的持续时间越来越短，要是以后找了女朋友，自己不行了该怎么办？一想到这里，小强完全没了之前放飞自我的心情，带着浓浓的忧虑上床睡觉了。

次日清晨，小强带着浓浓的黑眼圈找到隔壁宿舍学医的朋友求助："你学男科的，你给我说说'打飞机'是不是会致早泄？"朋友一脸懵圈地看着双眼发黑的小强,直到小强说了昨晚在厕所发生的事。弄明白了缘由,朋友对小强说:"谁还没有过一两次自我释放的时候呢?"

《金赛性学报告》中有调查显示,92%的男性一生中曾有数次以手淫达到性高潮,而受过良好教育的人手淫的可能性更高。此外,《我国现阶段人群中自慰行为的状况及相关分析》一文中指出,96.38%的被调查者有过1次以上的自慰经历,75.96%的被调查者每月有1次以上的自慰经历。

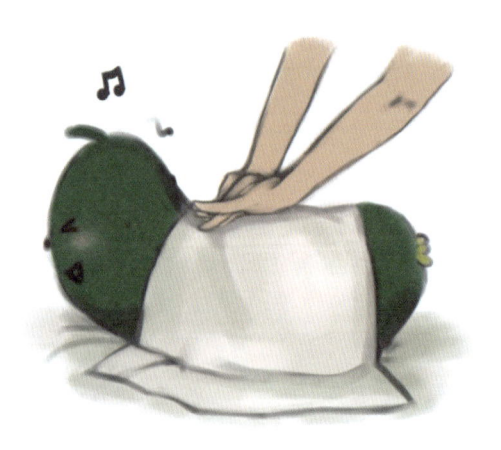

所以，小强这种情况再正常不过了。自慰是激素累积到一定程度而产生的一种强烈冲动与现实生活中没有性伴侣的矛盾而产生的一种自我探究式的性生活替代方式，以达到性满足的目的。自慰在某方面的目的与性生活一致，都是通过排出精液缓解性张力，所以不要对自慰这种方式产生偏见或者误解，甚至产生焦虑、自卑心理。焦虑等心理因素也有可能激发交感神经兴奋，引起早泄。

我们可以了解一下"射精刺激阈"，它是指完成一次射精行为反应所需要的最小刺激强度，低于阈值的刺激强度不会导致射精。它的高低取决于体质和个人行为模式。

一方面，自慰一般需要一个安全的环境，不少男性朋友为了防止突发事件中止自慰，或只追求快感而保持很快的"手动"频率，长此以往，射精刺激阈下降，从而导致早泄。另一方面，如果一直为了争强好胜，采用迅雷不及掩耳之势完成交锋，不但会养成快速射精的习惯，而且射精刺激阈也会逐渐下降，也就是说不当自慰可能会导致早泄。

虽然射精刺激阈是可以提高的，通过运用经典的条件反射原理，运用"刺激－停止－再刺激"的方式，逐渐提高射精刺激阈。但是要注意的是，这种自慰方式并不以射精为目的，临床上又被称为行为疗法。

过度自慰常可导致人意志消沉、记忆力减退、注意力不集中、头昏等神经衰弱症状，更可造成慢性盆腔充血，导致前列腺炎等，而前列腺炎又可反过来导致早泄。另外，前列腺炎等疾病迁延难愈，得了之后让人苦不堪言。所以自慰也要适度哦。

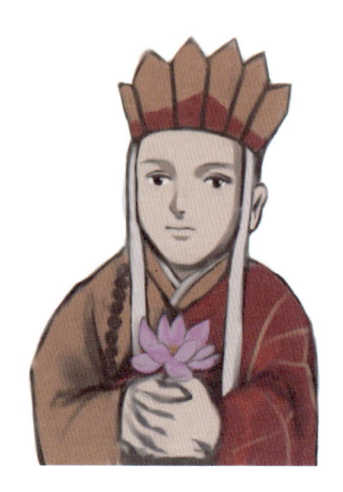

圣贤模式

每天自慰，精子质量会不会降低

有人认为，频繁自慰，会令精子的数量与质量逐渐降低。实际上，男性每天射精并不会减缓精子的生成速度，也不一定会影响到精子的质量，当精子射出体外后，体内依然会得到重新补充。不过，过量的自慰，会让前列腺频繁充血，导致慢性前列腺炎，进而影响到精液的液化时间，最终影响精液质量；或是影响心理的健康，影响阴茎的敏感度，甚至损伤阴茎。这些都会造成性功能的异常，所以说，"强撸"灰飞烟灭。

戒不了自慰怎么办

长期频繁自慰，会伤精耗气、劳神伤肾，还会导致前列腺炎、阳痿、早泄等。那么有哪些方法有助于将自慰控制在适当频率内呢？

(1) 避免独处：独处时更易产生自慰念头，尤其是自制力差的男性，建议与人合租。

(2) 培养兴趣爱好：可以有效转移注意力，不动歪念头。

(3) 多参加社交活动：可以打发无聊的时间，还更容易遇到心仪的另一半。

延时攻略

北宋诗人汪洙曾有诗言人生四大喜事：久旱逢甘雨、他乡遇故知、洞房花烛夜、金榜题名时。洞房花烛夜之时，难免会有些激动，擦枪走火再正常不过；久别重逢，如久旱逢甘霖，也是让人激动不已。这时候如果发生早泄，无疑大煞风景，同时也有可能对之后的性生活产生阴影。下面总结了一份延时总攻略希望能够帮助各位提高自信。

1. 早泄定义

2008年国际性医学会（ISSM）首次对早泄进行了明确的定义：射精往往或总是在插入阴道1分钟左右发生，对大多数或每次插入阴道后，没有延长射精的能力，并且造成消极的后果，例如烦恼、痛苦、沮丧或（和）逃避亲密接触等。不管早泄定义如何，它都有3个典型的特点：短暂的射精潜伏时间；缺乏对射精的控制；无法令性伴侣满意。

2. 初级攻略

(1) 适用人群：新婚或久别重逢人群。

(2) 方法：①选择一个温馨的环境，试着放松自己，让自己不要那么紧张，缓解焦虑情绪，或者趁翻云覆雨之时转移注意力，心猿意马虽有些不尽如人意，但总好过草草结束，两不尽欢。②在与佳人赴约之前，先自我释放一番，暂时提高射精阈值，以达到延时目的。但要把握时机，自我释放太早、约会间隔时间过长，起不到延时之功；自我释放太晚，间隔时间过短，到与佳人相约之时，心有余而力不足，徒添烦恼。③戴上加厚或者含有延时成分的避孕套，虽然降低了快感，但比起"快枪手"称号来说，这点副作用，无关紧要。

3. 进阶攻略

(1) 适用人群：有早泄症状或有延时需求人群。

(2) 方法：首先要树立信心，大多早泄是可以治疗的。但早泄的治疗并非一朝一夕，也并非一方的问题，女方要密切配合，为自己的伴侣树立信心。

此类人群大多可以采取行为疗法，由自我刺激开始，再转变为伴侣用手法刺激，然后是不抽动的同房，最后采取"停－动－停"方式。这样能减弱对性刺激的反应，让男方能够接受更多的刺激，延长时间。"停－动"方式的目的就是提高射精刺激阈，性伴侣通过刺激男性阴茎直至男性感到射精即将逼近，此时立即停止刺激，待射精感完全消失后重新给予刺激，如此反复 3 次，然后完成射精。每周训练 3 次，直到能够有较好的射精控制力。

除"停－动"方式之外，还可用挤捏法，当刺激积累到一定程度时，出现射精感时，伴侣把拇指放在男性阴茎系带处，食指与中指放在冠状沟缘上下方，挤捏压迫阴茎头，直到射精感消失。

另外，在性交时需要注意技巧和姿势。"九浅一深，右三左三，摆若鳗行，进若蛭步。"切忌直来直往。性交时可采用对阴茎刺激小的姿势，减少刺激，如侧卧；避免采用刺激性较强的姿势，如后进式。

行为疗法一般 2～6 周起效，持续 3 个月可巩固效果，但是此方法需要伴侣长期的配合。如果没有伴侣也可以通过其他方式，如采用自慰、"飞机杯"等进行训练。但是一个人总有管不住自己的时候，所以需要有比较大的自控力。

4. 终极攻略

(1) 适用人群：上述攻略无效或效果不显。

(2) 方法：①口服药物治疗。达泊西汀，目前第一个也是唯一一个被美国 FDA 批准用于治疗早泄的药物，同房前 1～3 小时服用，快速起效，半衰期短。主要不良反应包括恶心、嗜睡、腹泻、头痛、眩晕等。除达泊西汀外，其他药物如舍曲林、帕罗西汀、氟西汀等也可用于治疗早泄。②外用药物。

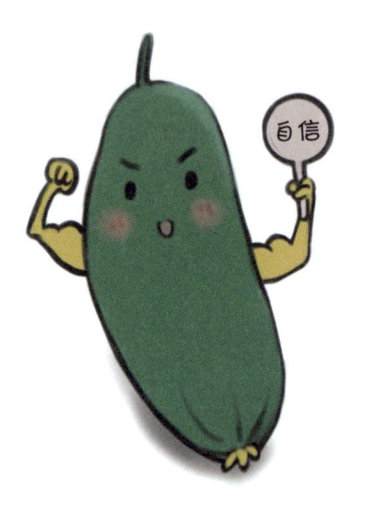

常用的外用药物有复方利多卡因乳膏，在性生活前半小时均匀涂抹于阴茎头和阴茎体。需要注意的是在同房前要将涂抹药的部位用温水洗净，以免药物进入阴道，影响女方体验。此方法见效迅速，但是剂量难以把控，过多可能会引起勃起功能障碍。

没有女朋友可以适当用手吗

年轻人有需求是很正常的事情，建议单身健康男性每周 1 次或者半个月 1 次，但每个月最好不要超过 4 次。

对于男性性功能，我们主张"用进废退"。适当地用手"释放"不但可以放松自我，对性能力也有一定的促进意义。但凡事皆有两面性，长期频繁的手淫可能导致早泄、勃起功能障碍及前列腺炎等情况。

这样安慰自己最不伤身

男人年龄越大，越需要耐得住寂寞。

这是每一个男孩变成男人后都懂得的道理。

据河南某高校大一学生手淫行为调查发现，有 70.3% 的男性已经能够通过双手获得独处的快乐以消灭激素的喧嚣。美国《人体科学》研究表明，男性一生勃起射精 7200 次，其中有 2000 次都是双手的馈赠。

一叠抽纸，一部时兴的小电影，一双自由的双手，快乐就是这么简单。但你也许不知道，自从公元 393 年罗马帝国把基督教奉为正统，男性手淫就成了一种原罪。

罗马教廷甚至用《圣经》里"Onania-俄男之罪"的典故来恐吓男人不要手淫,"俄男为了不使寡嫂怀孕,把精液遗在地上。使主不悦,主就把他杀掉。"

1712年,在英国伦敦,一本超长名字的小册子《手淫,或可憎的自渎之罪,以及在两性中产生的严重后果,对那些用此种可耻手段伤害自己的人们提出精神以及肉体的忠告,并郑重劝诫全国的年轻人,无论男女……》颇为流行,甚至引发手淫致病理论的风行。

直到欧洲启蒙运动结束,这种舆论氛围才得以终结。为了让大家自由手淫,先人花了1500年的努力,才让世人明白:人本就该是自由的,本就有权利决定自己如何生活。无论是精神的,还是肉体的。

为了长远的健康,以下三点,缺一不可。

(1) 环境:宽敞幽静。需要找一个使自己澄神内观、达到形神合一境界的环境。更重要的是,需要避免意外事件发生而突然中止,否则,这样因受惊吓而中止是可能导致阳痿的。

(2) 时间：10～15 分钟。一个真正懂得爱的男人，从来都是在乎"侠骨柔情"的过程。如果只为了追求喷涌而粗暴加速套塞运动，除了给"丁丁"带来难以修复的损伤外，还会让你成为一名真正的"快枪手"（早泄）。

(3) 频率：每个月不超过 4 次。最无限的自律给了男人最大限度的自由。"馈赠是神圣的，如果你毫无节制的索取，那么它就会变成恶魔的果实。"每一次解放都只是因为生活需要而不是身体的"瘾"，一旦染上了"瘾"后，那么你就离男性功能障碍不远了。

目前，虽然手淫已成为"司空见惯"，但是仍有不少男性羞于解放自己。河南某高校大一学生手淫行为调查显示，在有过手淫行为的大学生中，仍有不低于 10% 的调查者感到罪恶。所谓户枢不蠹、流水不腐，每一次自我释放，都是对身体功能的一次自我检阅。活络血管，放松大脑，适量操作还是有不少好处的。

单身者，适当用手

《吕氏春秋·尽数》云："流水不腐，户枢不蠹，动也。"这是人们耳熟能详的言语，甚至有不少人听闻此言耳已生茧。但这也反映了不少事物需要适当地"动一动"才能保持其生机，也能延长其"寿命"。这就像一台机器，如果能定期保养，张弛有度地使用，往往比那些过度使用或长期放置不用的机器寿命要长。在此，我们需要抓住关键词：张弛有度、使用。明白这两个关键词，就可以清楚很多事物应当如何保持相对的活力。

在男科方面，也同样如此，施泄有度，即使无伴侣也需要适时适度地进行释放。

明末清初有一位名医冯兆张，在其著作《冯氏锦囊秘录》中有这么一段关于阳痿的论述："更有因于久旷脉道闭绝，盖流水不污，户枢不朽，物之常也。惟阳气充足者，周行无间，无微不达，虽旷久而应日一举，阳虚不足者，运之则动，已之则静，久之则流行之脉络生疏，而虚阳不能单行于歧路，犹道路之愈亲愈近，日远日疏也。"久旷即久久无性生活，这段话主要讲述了人之欲不可绝，但也要保证自身阳气充足。

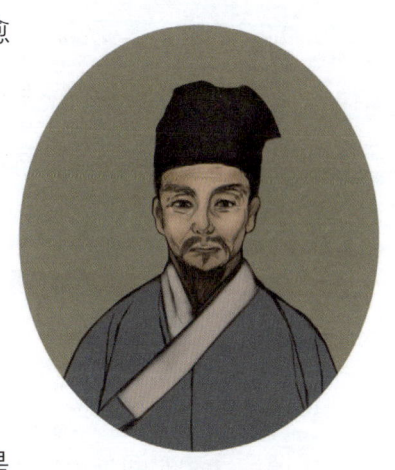

总的来说，就是在保证自己阳气充足的情况下，可适当进行夫妻之事，若不适当行夫妻之事，则男子阳物亦有"用进废退"之弊。

目前现状是夜生活过于丰富，由此伤及阴阳之人不在少数，所以有不少医生还是会在患者来看诊时建议尽量减少性事次数，但是不少患者就自动理解为清心寡欲，从一个极端走向另一个极端。其实只要性事不过度，对性功能活力的保持还是有一定帮助的。

虽说欲不可绝，但是没有性伴侣的人该怎么释放呢？在没有伴侣或长期与伴侣分居之时，如果有了那方面的欲望，想要发泄，可以通过手淫或者使用一些正规厂商生产的性工具来解决，既能保持自己的性活力，也不至于背叛自己的伴侣，可谓两全其美。

即使找到了释放途径，还是要保持一个健康的身体，少熬夜、多锻炼、饮食有度、戒烟限酒依然是保持性活力的主要途径，较之出现性功能障碍之时花大把金钱和时间去治病，平时的自我保养更为重要。

男性也会感染 HPV 吗

近日在门诊有一帅小伙急匆匆跑进来问我们："医生您帮我看看，我这下面长了个啥？"待仔细检查后疑似为尖锐湿疣，由人类乳头瘤病毒（HPV）感染引起。听到这，小伙子一脸惊讶："啊，男性也会感染 HPV 吗？"

答案是肯定的。尝过性生活的男女，都可能受到 HPV 攻击，女性可诱发子宫颈癌。当然，男性没子宫，也无子宫颈，不可能罹患子宫颈癌，但这并不表示男性不会感染 HPV，同时男性还可能是 HPV 携带者，将病毒通过性接触传染给性伴侣。

1. HPV 的定义

HPV 即人类乳头瘤病毒，能引起人体皮肤黏膜的鳞状上皮增殖。根据侵犯的组织部位不同可分为皮肤型和黏膜型。

2. 感染 HPV ≠ 性病

感染 HPV 就是得了性病吗？大错特错！HPV 病毒目前已分离出 130 多种，不同的型别引起的临床表现不同，其危险程度也不同。通常 HPV 感染能引起的性病主要是指尖锐湿疣。而长在头面部、四肢或手脚处的疣为扁平疣或寻常疣，他们虽然都是由 HPV 引起，但是其危险程度远远小于尖锐湿疣。尖锐湿疣的 HPV 亚型不同于寻常疣及扁平疣，主要由 HPV6 型、11 型、16 型、18 型及 33 型等引起。所以感染 HPV ≠ 性病。

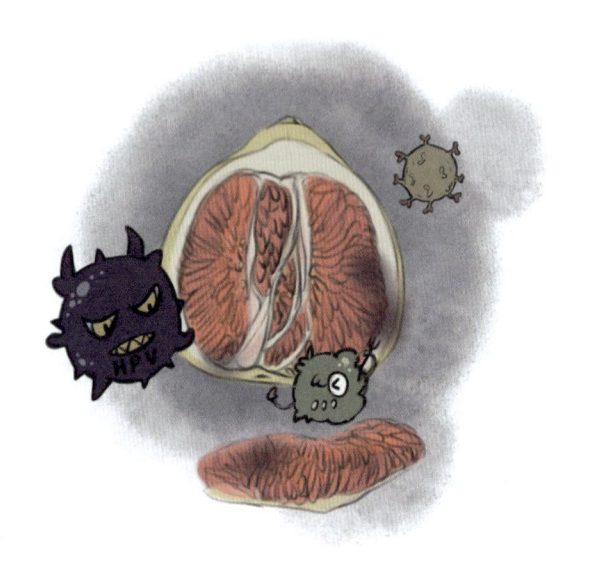

3. 男性感染 HPV 的临床表现

HPV 对男性危害并不比女性小。除了上述提到的寻常疣、跖疣、扁平疣，男性感染 HPV 最常见的就是在阴茎或者肛门处长"菜花样"的肿物，也就是我们常说的尖锐湿疣。尖锐湿疣又称生殖器疣，顾名思义即长在生殖器部位的疣。其表现为大小不等、多种形态、生长迅速、容易出血的赘生物。如刺状、菜花状、鸡冠状或表面粗糙的疙瘩、褐色扁平丘疹，有的甚至可形成鸡蛋大小的疣体，患者可无明显自觉症状。

除此之外，男性感染HPV后还可能会导致精子活力降低、精子正常形态改变、精子活动性降低，从而导致男性的生育能力降低并增加女性的流产率，给夫妻双方造成巨大的身心伤害。再严重一点，感染高危型HPV还会增加患恶性肿瘤的风险，如阴茎癌、肛门癌、膀胱癌、口腔癌等。

4. 传播途径及预防

(1) 传播途径：性传播途径；密切接触；间接接触，通过接触感染者的衣物、生活用品、用具等；医源性感染，医务人员在治疗护理时防护不到位，造成自身感染或通过医务人员传给患者；母婴传播，婴儿通过孕妇产道的密切接触而感染。

(2) 预防：男性HPV的防治可以作为女性HPV感染的预防和预治的有效补充。目前来看，相比于女性，男性接种HPV疫苗的情况较少。不过，随着观念的进步、医学的发展、政策的改变，HPV 疫苗接种会成为常态。除了接种疫苗外，还有很多需要注意的事项，比如性生活全程正确使用安全套，尽可能避免高危性生活。注意个人卫生，勤洗手，避免接触污染的衣物。提高安全意识，从你我做起。

为什么不鼓励你看"小电影"

小波 8 岁时无意中在小区垃圾桶边上看到一本色情杂志，那是他第 1 次浏览色情杂志。11 岁时，他可以在家上网了，利用这个机会他正好可以探索日益浓厚的两性方面内容。渐渐地，他观看的内容越来越露骨，并开始了频繁的手淫。

"完事以后再看屏幕，完全是另一种心情，每次都是那样怪异或疏离。"23 岁的小波说："色情内容一直是我的避难所。只有在那个空间，我才是功能健全的。"

在小波 18 岁时，他发现面对真正的性伴侣时，他不能维持勃起直至达到性高潮，甚至一触即泄。

屡战屡败之后，他开始完全避免性接触。

他去看了泌尿外科，也做了相关检查，但是没有发现任何身体上的问题。只好求助于网络，在不经意间发现了国外的一个网站。该网站描述了一种由色情内容引发的勃起功能障碍，正好击中他的痛处。"跟我所经历的完全符合。"他说。

像小波一样，有成千上万的男性和部分女性都称，由于对网络色情上瘾，导致他们对现实世界中的两性关系产生了负面影响，包括勃起功能障碍、性欲减退、性高潮低落、孤立感与羞耻感。

色情使人上瘾。自互联网问世以来，色情内容的消费量已飙升至令人望而生畏的高度。世界上最大的色情网站，仅 2018 年一年就有超过 335 亿次访问。互联网提供了无穷无尽的点播视频流，这种几乎零成本的投资就可以获取感官刺激的"娱乐"，同时也能满足任意一种情欲癖好，让越来越多的人沉迷于其中，不能自拔。

心理学家呼吁人们远离这种"精神毒药"，并有学者开始揭示色情消费对神经系统的影响。大部分人们在观看色情内容时通常会不由自主地伴随紧握式的手法，导致实际性体验再也满足不了他们的欲望，由此产生现实障碍。从抑郁到勃起功能障碍，色情或许正在劫持我们的神经系统，广大受众的心理健康和性生活将会遭到灾难性的破坏。

一些科学家在色情消费和滥用毒品之间进行了比较。因进化的作用，大脑可以利用多巴胺激增响应性刺激。这种神经递质通常与奖励预期有关，可以将记忆和信息写入大脑硬连接中。这种适应性意味着当身体需要食物或性爱之类的东西时，大脑会立刻回忆起可以从哪里收获快乐。习惯了色情内容的用户不再从伴侣那里寻求满足，在性致大增时，会本能地拿起手机和笔记本电脑。

此外，不自然的强烈奖励和愉悦提高了大脑的快感阈值。色情场面就像药物上瘾一样，是过度刺激的触发因素，导致多巴胺分泌异常。这可能会破坏多巴胺的奖赏系统，并使它丧失对自然愉悦感的反应。这就是为什么用户逐渐难以从物理性伴侣那里获得乐趣，长此以往导致性功能障碍，损害婚姻质量。

不仅是勃起功能障碍，奖励机制失去敏感性为性功能障碍的发展奠定了基础，但其后果远不止如此。研究表明，多巴胺异常可加重抑郁和焦虑。

与观察结果一致，相比远离网络色情的人群，色情消费者中抑郁的症状更明显，生活质量较低，心理状况较差。

这项研究另一个令人惊讶的发现是，强迫性色情消费者发现自己想要和需要更多的刺激，即使他们本人并不喜欢。性需求与情爱之间的这种脱节是奖励机制失调的标志性特征。世界上最大的色情网站分析显示，常规性行为对用户的吸引力逐渐下降，并已被乱伦和暴力等主题所取代。

持续性地追求强度更高的刺激，这点尤其令人不安，这或许会导致现实生活中的犯罪率上升。一些科学家将这种关系归因于镜像神经元的作用，当我们观看色情内容时，活跃的大脑区域与实际发生性行为时的区域相同。

吸毒成瘾的大脑和沉迷于色情的大脑之间同样

也存在相似之处，剑桥大学的神经精神病学家和神经科学家瓦莱丽·夫恩（Valerie Voon）的研究就可以证明这点。她的研究表明，就像吸毒者一样，色情成瘾者的行为也是身不由己，并不是受到乐欲的驱使。与对照组相比，他们更渴求色情内容，但并没有获得更多的快感。

在国外，某些在线社群专门探讨色情内容导致的问题。这些社群提供支持和建议，帮助人们重新掌控自己的生活，倡导大家在一段时间内杜绝色情内容与手淫，并称之为"重启"。据说"重启"有望提振性欲、改善性体验，让人更有动力去现实世界中寻找性伴侣。除此之外，一些人在尝试后报告称，自己的社交焦虑得以缓解，头脑更加清晰，精力更为旺盛，且更能与他人产生情感共鸣。

小波的戒断过程包含删除文件或文件夹，安装网络过滤器，杜绝一切色情和手淫，以及在日记中记录自己的感受和行为。认清自己的触发事件以后，他就有意识地绕开这些事件，重新安排自己的生活，包括不再抱着笔记本电脑睡觉，告别非常规的性刺激，睡前锻炼身体如深蹲等。

大约 4 个月后，努力终于有了回报。他说："我第一次有这么棒的性体验，勃起无碍，时间也足以体会性爱。"之后他也开始在网络上为和他有着同样遭遇的人提供经验和指导。

适可而止

有人天赋异禀，一日三次仍精神矍铄，有人弱不禁风，只一月一次便神情萎靡。

在传统中医性学体系中，就有专门讨论性生活频率的记载。在《医心方》第 28 卷中，就有关于房事的摘录，而其摘录的文章中，便有《玉房秘诀》的零散内容。《玉房秘诀》乃我国房中书中重要的文献之一，其中有一篇名为《施泻》的文章，其内容则专门论述房事频率。

"素女曰：人有强弱，年有老壮，各随其气力，不欲强快，强快即有所损。故男年十五，盛者可一日再泻,瘦者可一日一泻;年二十岁者,日再施,嬴者可一日一施;年三十,盛者可一日一施,劣者二日一施;四十,盛者三日一施,虚者四日一施;五十,盛者可五日一施,虚者可十日一施;六十,盛者十日一施,虚者二十日一施;七十,盛者可三十日一施,虚者不泻。"

不少人会认为这与大部分现代人的性生活节奏截然不同,对现代人性生活无指导意义。但要注意的是,该段第一句"人有强弱,年有老壮,各随其气力,不欲强快,强快即有所损"才是这段文字的精髓。若无这个大前提,仅对着后面的文字按图索骥是不合适的。

那么,为何古人会总结出这样的性生活规律呢?因为在古代,大部分人以务农为主,有着大量的体力劳动,夜间也没有过多的娱乐活动,同时不需要花太多时间在思考问题上,自然有时间和精力行房事。且在古代,不少人有"多子多福"的观念,因此,房事也成了日常生活的重要环节。

而到了现代,大量的工作生活压力消耗人们的精力，各种娱乐项目占据人们的时间，同时，随着观念转变，生育也变成了房事的次要目的，自然性生活频率比不得古人。

性生活健康的落点，离不开"量力而行"四字，若欲强快（可理解为强行寻找性爱的快感），自然会损伤自己的身体。若在性生活之后的一段时间内感到身体困乏，精神不振，腰酸，专注力和记忆力下降等表现，那么就需要注意，这可能是身体发出的警告。告诫我们不要进行过于频繁的性爱，如不听从自身警告，即使身强体壮，也难逃被榨干的危险。

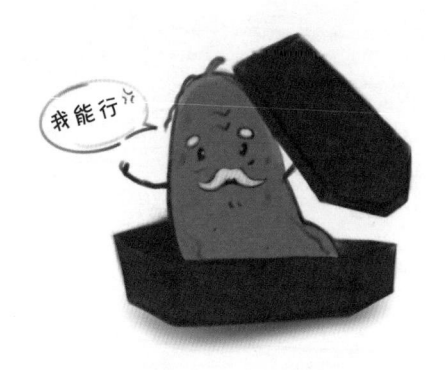

周青教授香蕉课堂

虽然如今性生活需稍加节制,但如今的物质生活质量也大大超越了古代,能让人快乐的东西不止性爱。若能发现更多的生活乐趣,加之锻炼身体,使身心健康,更能提升性爱的质量哦。